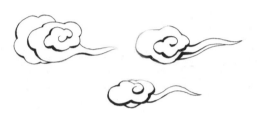

看得懂用得上的养生经典

周贻谋 编著

②

天津出版传媒集团

天津科学技术出版社

内容提要

李渔是清初著名的文学家和养生学家,《闲情偶寄》是其代表著作。该书对养生保健颇有精辟论述,且有不少独到见解,很能发人深省。本书以选录《闲情偶寄·颐养部》的内容为主,兼选该书饮馔部、种植部的若干篇章,然后分别予以解读和点评,便于读者阅读和领会。这是一本弘扬中华民族优秀养生文化的书,很适于人们特别是广大中老年朋友阅读和参考。

前 言

中华养生文化,源远流长,历史悠久,名家众多。典籍浩繁,内容丰富,博大精深。通观纵览,委实是一批弥足珍贵的养生文化遗产。它不但曾为古人的身心健康和却病延年做出过巨大的贡献,而且对今人的摄生颐养仍可提供理论指导,并具实际参考价值,因而备受国人青睐,同时理所当然地赢得了国际赞誉。有的外国专家预言:解决 21 世纪人类健康长寿的金钥匙在东方,而且指明是在古老的东方。所谓古老的东方,实际上主要是指中华民族古代优秀的养生文化遗产。

21 世纪是预防医学的世纪,也是人们普遍重视养生保健的世纪,作为久享盛名的传统中华养生文化,必将为整个人类康寿造福而大显身手和大放异彩。

多年以来,笔者曾经在《长寿》杂志连续撰文,分别对历代养生家的研究成果及其代表性论著,扼要地做过简略的介绍,引起了广大读者朋友的极大兴趣。事后便有不少读者朋友来信或打电话咨询,甚至直接索要有关资料,特别是有关清代养生家石成金、李渔、尤乘、曹庭栋、袁开昌、李青云等人的摄生经验及其主要论著,瞩目者尤多。很抱歉,当时未能一一满足朋友们的要求。此次终于有机会可以做出回馈性的实际解答了。鉴于清人距今较近,其养生经验体会和见解更易为今人所理解和接受,特拟先从清代养生家的论著和成果开始做一系统介绍,撰编一套通俗易懂而又切合实用的养生经典丛书,共计六本。如有必要和可能,争取日后继续撰编介绍其他朝代养生学家论著和成果的书。现将上述六本养生经典丛书分别简介如下:

第一本,《看得懂用得上的养生经典①》:此书对自幼羸弱多病的清代著名养生学家石成金做了全面评介。特别是他所撰著的《长生秘诀》《长寿谱》《救命针》《养生镜》《延寿丹方》等,至今仍然具有极高的实际参考价值。

第二本,《看得懂用得上的养生经典②》:此书评述了清代文学家兼养生学家李渔有关摄生调养的研究成果。他在《闲情偶寄·颐养部》中发表了许多精辟独到的见解，使人备受启发。

第三本，《看得懂用得上的养生经典③》：此书对清代医家兼养生学家尤乘的《寿世青编》做了选录、解读和点评。这是一部老少咸宜的养生专著，比较切合实用。

第四本，《看得懂用得上的养生经典④》：此书对清代文学家兼养生学家曹庭栋的名著《老老恒言》做了选录、解读和点评。曹氏享年92岁，其书既是他攻读历代养生文献所获心得体会的综述，又是他防病健身和颐养天年的经验总结，很适合于今人实际运用。

第五本，《看得懂用得上的养生经典⑤》：此书对清代医家兼养生学家袁开昌的《养生三要》做了选录、解读和点评。袁氏说，他的书"皆裒辑圣哲良规，名医粹语，一可治未病，一可治已病，一可治医者之病，诚养生三要也"。

第六本，《看得懂用得上的养生经典⑥》：此书对清代养生学家李青云所撰《长生不老秘诀》做了选录、解读和点评。号称活了256岁的李青云，是清代一位精于养生的气功名家。虽然他的年寿很难令人置信，但毕竟是一位享年远超百岁的高寿者。在他的著作中，委实发表了不少卓异超群的真知灼见，诚然在摄生颐养方面令人茅塞顿开，具有极高的参考价值。

这套养生经典丛书的编撰体例是这样的，大体上分为三个部分：一为"名著选录"，二是"帮您解读"，三是"专家点评"，而点评实为全书的重点，除了分析评介原著的主旨、精华或局限性，并表明其取舍态度之外，尤其注重密切联系当今的生活实际，且适当列举有关现实事例，加以画龙点睛的评论。其目的在于更加突出"古为今用"和"学以致用"的特点，务求使读者能够收到"开卷有益"的效果，并且还能有效地帮助解决健身防病过程中所碰到的某些实际问题。

笔者虽然长期从事历代养生文献的研究，心得体会颇多，但囿于水平，书中难免存在某些讹误或欠妥之处，尚祈读者朋友惠于指正。

作者

2014 年 9 月 8 日（中秋节）于长沙梨子山

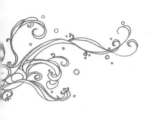

概　述

　　李渔(1611-1680),字笠鸿、谪凡,号笠翁,浙江兰溪人。乃明末清初一位著名的文学家,也是一位美食家和养生学家。他24岁时考中秀才,嗣后到省城参加乡试不第,其时正值明清交替之际,便在家乡兰溪夏李村隐居数年。接着举家迁往杭州,正式开始其文学生涯。后来定居于南京,开办了"芥子园"书馆,既出版自己的著作,也出版其他各种名著或书画之类,出书质量极佳,社会影响较大。毕生著述颇丰,计有《闲情偶寄》《笠翁十种曲》(戏曲剧本)、《笠翁一家言》,以及《肉蒲团》(有关男女两性的书)等。但真正使李渔名垂青史的则是《闲情偶寄》。这是李渔一本最具代表性的著作。

　　《闲情偶寄》共分六卷,前三卷为戏曲理论的阐述,姑且置而不论;后三卷则涉及房屋居住、器玩、饮馔、花木种植、颐养等内容。尤其是该书第六卷为颐养部,是专论养生保健的,对摄生保养做了系统的论述,发表了许多极其高明而又超凡出众的见解,具有很高的参考价值。此书在中国传统文化史上享有非常高的声誉,周作人、梁实秋、林语堂等著名作家无不对它极其推崇。

《闲情偶寄》一书究竟有何价值?清代著名学者余怀在为此书撰写序文时做了极好的概括。他说:"糊涂的人读了它将会变得明白;狭隘的人读了它将会变得旷达;忧郁的人读了它将会变得愉快;笨拙的人读了它将会变得灵巧;愁闷的人读了它将会变得欢欣鼓舞;有病的人读了它将会霍然而愈。"在此还可补充一句:体质虚弱的人读了它将会有助于健康长寿。从余怀的评论中足可以看出,本书在摄生保养方面的意义和作用,都是极其重大的,也是十分突出的。

本书将以精选《闲情偶寄》第六卷"颐养部"的重要原文为主,兼顾其他各卷的相关内容为辅,诸如在该书卷五的"饮馔部"和"种植部"中,就可酌情节选若干原文。这样对全面了解该书在摄生颐养方面的研究成果,无疑很有帮助。

目 录

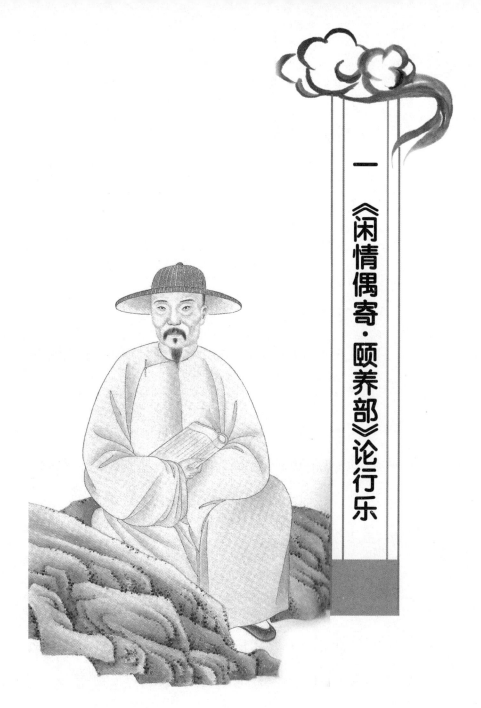

一 《闲情偶寄·颐养部》论行乐

(一)行乐概说

李渔认为,凡讲究摄生颐养,最重要的先决条件是为人要乐观,当始终保持心情愉悦,故首标"行乐第一"。接着便对如何及时行乐做了概述,现将其原文节录如下:

⟨名著选录⟩

伤哉!造物生人一场,为时不满百岁。彼夭折之辈不论矣,姑就永年者道之,即使三万六千日,尽是追欢取乐时,亦非无限光阴,终有报罢之日。况此百年以内,有无数忧愁困苦、疾病颠连、名缰利锁、惊风骇浪阻人燕游,使徒有百岁之虚名,并无一岁二岁享生人应有之福之实际乎?又况此百年以内,日日死亡相告,谓先我而生者死矣,后我而生者亦死矣,与我同庚比算、互称兄弟者又死矣。噫!死是何物?而可知凶不讳,日令不能无死者惊见于目,而恒闻于耳乎!是千古不仁,未有甚于造物者矣。虽然,殆有说焉。不仁者,仁之至也。知我不能无死,而日以死亡相告,是恐我也。恐我者,欲使及时为乐,当视此辈为前车也。

康对山构一园亭,其地在北邙山麓,所见无非丘陇。客讯之曰:"日对此景,令人何以为乐?"对山曰:"日对此景,乃令人不敢不乐。"达哉斯言!予尝以铭座右。兹论养生之法,而以行乐先之;劝人行乐,而以死亡怵之,即祖是意。欲体天地至仁之心,不能不蹈造物不仁之迹。

{帮您解读}

可悲啊!造物主(大自然)赐给人一次生命,而寿命期限不足百年。那些夭折的人就不必谈了,姑且说说那些长寿的,即使三万六千个日子(实指一百年)都是寻欢取乐之时,也不是光阴无限,总有完结的一天。何况在这一百年之内,有数不清的忧愁困苦,疾病折磨,名利枷锁,惊风骇浪,会不时阻碍人们去追寻快乐,徒然使人空有百岁的虚名,并没有一年二年拥有享受人生应当具备的幸福与快乐的实际啊!又何况在这一百年之内,每天都有各种死亡的消息传来,说比我早生的人死了,又说比我晚生的人也死了,还说跟我同龄可以互相称兄道弟的人亦死了。唉,死是什么东西?却是明目张胆地显示出凶灾,每天使活着的人震惊不已地害怕亲眼见到,两耳更是忧惧听到此种坏消息。这样看来,千秋万代最不仁慈的,再没有超过造物主的了。虽然如此,大概还是可以解说的。造物主之所以这么不仁慈,其实又要算是最大的仁慈。它知道人类不可能没有死亡,因而每天告知一些有关死亡的消息,使我感到恐惧。其所以使我恐惧,是为了促使我及时行乐,并将那些死去的人看成是前车之鉴。

有个名叫康对山的人曾经建造一处园亭,地址就在洛阳的北邙山,那里到处是坟墓(按:自汉魏以来,历代王侯贵族的葬地多在北邙山)。有客人询问道:"面对此种情景,又怎能使人快乐呢?"康对山回答说:"面对这种情景,倒是使人不敢不快乐。"这番话真是通达啊!我曾经视之为座右铭。在此打算探讨养生之道,首先就得把行乐放到第一位来谈。想要劝导人们行乐,却先用死亡来加以恐吓,正是为了祖述上面的用意。若要体察天地那种至高无上的仁慈之心,就不得不跟随造物主做出一些不仁慈的事迹来,以便促使人们能够猛然醒悟。

{专家点评}

李渔认为,人生苦短,即使活一百岁,也只有三万六千多个日子。倘若郁郁寡欢、快快不乐地苦度人生,那还有什么意义呢?应当以诸多死亡者作为前车之鉴,力求尽快摆脱"忧愁困苦,疾病颠连,名缰利锁"等的羁绊和困扰,做到达观处世,及时行乐。同样是面对北邙山的死人坟墓,有人惴惴不安,也有人"不敢不乐"。李渔否定前者而充分肯定后者,并视之为座右铭。李渔此论很有积极意义,对后人很有启示。人们特别是广大中老年朋友,应当勇于面对现实,养生保健必须从当今的每一件小事做起,争取快快乐乐地过好每一天。

(二)富人行乐之法

{名著选录}

劝贵人行乐易,劝富人行乐难。何也?财为行乐

之资，然势不宜多，多则
反为累人之具……兹欲
劝富人行乐，必先劝之分
财；劝富人分财，其势同
于挟山超海，此必不得之
数也。财多则思运，不运
则生息不繁。然不运则
已，一运则经营惨淡，坐
起不宁，其累有不可胜言

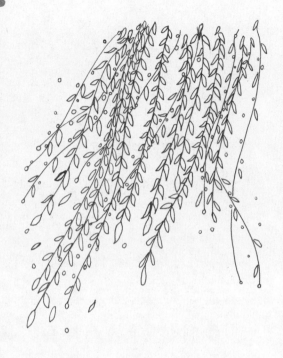

者。财多必善防，不防则为盗贼所有，而且以身殉
之。然不防则已，一防则惊魂四绕，风鹤皆兵，其恐
惧觳觫之状，有不堪目睹者。且财多必招忌。语云：
"温饱之家，众怨所归。"以一身而为众射之的，方且
忧伤虑死之不暇，尚可与言行乐乎哉？甚矣，财不可
多，多之为累亦至此也！

　　然则富人行乐，其终不可冀乎？曰：不然。多分
则难，少敛则易。处比户可封之世，难于售恩；当民
穷财尽之秋，易于见德。少课锱铢之利，穷民即起颂

扬;略蠲升斗之租,贫佃即生歌舞。本偿而子息未偿,因其贫也而贳之,一券才焚,即噪冯欢之令誉;赋足而国用不足,因其匮也而助之,急公偶试,即来卜式之美名。果如是,则大异于今日之富民,而又无损于本来之故我。觊觎者息而仇怨者稀,是则可言行乐矣。其为乐也,亦同贵人,不必于持筹握算之外别寻乐境,即此宽租减息,仗义急公之日,听贫民之欢欣乐颂,即当两部鼓吹;受官司之奖励称扬,便是百年华衮。荣莫荣于此,乐亦莫乐于此矣。

﹛帮您解读﹜

劝达官贵人行乐容易,劝富人行乐困难。为什么呢?钱财是行乐的资本,但也不宜过多,多了反而会成为累赘……在此想要劝说富人行乐,必定首先劝他分财(分钱财给别人),劝说富人分财,那个形势就像挟泰山以超北海似的,这是根本不可能办得到的。钱财多了就得筹划经营,不经营就不可能滋生更多的利息。然而不经营也就罢了,一旦经营起来就很辛苦,常常坐立不安,真有无法述说的劳累。

钱财多了必须善于防范,不防范就会被盗贼掠夺而去,而且还可能丧命。然而不防范也就罢了,一旦防范起来,定会担惊受怕,可谓风声鹤唳,草木皆兵,其惶恐发抖的状态,实有目不忍睹之感。况且钱财多了必招妒忌。民间常说:"温饱之家,众怨所归。"人的一身若成了众矢之的,连忧伤怕死都来不及,哪里还谈得上行乐呢?太可怕了,钱财不可过多,太多所造成的拖累也会到达这样严重的地步!

那么富人要想行乐,就终究没有希望了吗?回答说:不是这样的。钱财多了要想分出去确实很难,但是少聚敛一些还是容易办得到的。在家家户户都很富足的年月,很难展示一个人的恩德;在民穷财尽的时候,就很容易显现出一个人的品德。少收一点利息,穷苦人就会颂扬你的恩德;略微减免一点地租,贫苦佃农便用歌舞来感激。偿还了本金而未交利息,因其贫困即予以免除,刚把债券焚烧,就像战国时的冯谖那样获得齐声赞美;自家收入充足而国库不足,自愿捐钱资助国家,能急公众之所急,就会像西汉时的卜式那样赢得美名。倘能如此,就会跟当今的富人大大不同,并对自己的本来面貌没有丝毫的损害。想算计你的人没有了,心中仇恨你的人也减少了,这样就可以讲究行乐了。其行乐的方法,也跟贵人一样,不必在筹划算账经营之外另寻乐境,就在这宽租减息、仗义疏财、急公众之所急的时候,听到贫苦民众的欢欣赞颂,就比看两个戏班子演大戏还要快活;受到官府的奖励和表扬,其荣耀胜过那百年华衮(古代王公贵族的礼服)。没有比这更光荣的了,也没有比这更快乐的了。

〖专家点评〗

一个人发财致富之后就会快乐吗?李渔认为,钱财太多并不能给人带来快乐,反而会为了避免"生息不繁"和谨防盗贼而忧心不已。富人要想

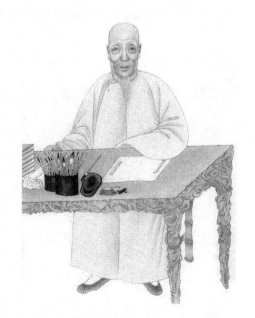

行乐，就不能"为富不仁"，必须善于分财，减少聚敛，多做扶危济困之事，多做急公惠众之事。贫苦民众的赞誉，官府的表彰奖励，便是富人最大的快乐。李渔此说至今仍然很有积极意义。现今香港等地的许多富豪或大企业家，都以大量捐资办慈善或社会公益事业，作为自己毕生的最大快乐。这些都是极好的例证。

在此特别值得一提的是爱国华侨领袖陈嘉庚(1874-1961)。他长期侨居新加坡，从事橡胶业，也赚过不少的钱，却既富且仁。曾先后出资支持孙中山的革命活动，支援祖国的抗日战争，又热心兴办文化教育公益事业，总是乐此不疲。1913-1920年，先后捐资在集美创办中小学、师范、水产、航海、农林、商科等学校，在新加坡创办南洋华侨中学；1921年又在福建创办了著名的厦门大学。新中国成立后历任中央人民政府委员、全国政协副主席、全国人大常务委员会委员、国家侨委委员、中国侨联主席等职。陈嘉庚从大批捐资办学、办公益事业的过程中得到了最大的精神安慰和无穷的快乐，因而在20世纪中叶获得了享年87岁的高寿。

(三)贫贱行乐之法

{名著选录}

穷人行乐之方,无他秘巧,亦止有退一步法。我以为贫,更有贫于我者;我以为贱,更有贱于我者;我以妻子为累,尚有鳏寡孤独之民,求为妻子之累而不能者;我以胼胝为劳,尚有身系狱廷,荒芜田地,求安耕凿之生而不可得者。以此居心,则苦海尽成乐地。如或向前一算,以胜己者相衡,则片刻难安,种种桎梏幽囚之境出矣。

一显者旅宿邮亭,时方溽暑,帐内多蚊,驱之不出,因忆家居时堂宽似宇,簟冷如冰,又有群姬握扇而挥,不复知其为夏,何遽困至此!因怀至乐,愈觉心烦,遂致终夕不寐。一亭长露宿阶下,为众蚊所啮,几至露筋,不得已而奔走庭中,俾四体动而弗停,则啮人者无由厕足;乃形则往来仆仆,口则赞叹嚣嚣,一似苦中有乐者。显者不解,呼而讯之,谓:"汝之受困,什佰于我,我以为苦,而汝以为乐,其故维何?"亭长曰:"偶忆某年,为仇家所陷,身系狱中。维时亦当暑月,狱卒防予私逸,每夜拘挛手足,使不得动摇,时蚊蚋之繁,倍于今夕,听其自啮,欲稍稍规避而不能,以视今夕之奔走不息,四体得以自如者,奚啻仙凡人鬼之别乎?以昔较今,是以但见其乐,不知其苦。"显者听之,不觉爽然自失。

此即穷人行乐之秘诀也。不独居心为然,即铸体炼形亦当如是。譬如夏月苦炎,明知为室庐卑小所致,偏向骄阳之下来往片时,然后步入室中,则觉暑气渐消,不似从前酷烈;若畏其湫隘而投宽处纳凉,及至归来,炎蒸又加十倍矣。冬月苦冷,明知为墙垣单薄所致,故向风雪之中行走一次,然后归庐返舍,则觉寒威顿减,不复凛冽如初;若避此荒凉而向深居就燠,及其再入,战栗又作何状矣?由此类推,则所谓退步者,无地不有,无人不有。想至退步,乐境自生。予为两间第一困人,其能免死于忧,不枯槁于迍邅蹭蹬者,皆用此法。又得管城一物,相伴终身,以扫千军则不足,以除万虑则有余。然非善作退步,即楮墨亦能困人。想虞卿著书,亦用此法,我能公世,彼特秘而未传也。

由亭长之说推之,则凡行乐者,不必远引他人为退步,即此一身,谁无过来之逆境?大则灾凶祸患,小则疾病忧伤。"执柯伐柯,其则不远。"取而较之,更为亲切。凡人一生,奇祸大难非特不可遗忘,还宜大书特书,高悬座右。其裨益于身者有三:孽由已作,则可知非痛改,视作前车;祸自天来,则可止怨释尤,以弭后患;至于忆苦追烦,引出无穷乐境,则又警心惕目之余事矣。

帮您解读

穷人行乐的方法,没有其他秘诀或技巧,也只有退一步着想的方法。我认为贫穷,还有比我更贫穷的;我认为低贱,还有比我更低贱的;我将妻子儿女看成负担,还有鳏寡孤独之人,想求得有妻子儿女做负担也办不到;我认为让手脚生胼胝的粗重体力活太劳苦,还有人被关在牢狱里,家中田地荒芜,想过自食其力的劳苦生活也不可能实现。心中这样一想,苦海就可变成快乐境地。如果眼睛向上,专和条件优于自己的人作较量,就会因此片刻难安,好像被套上枷锁在坐牢一般,种种痛苦的心情也就会出现了。

有一显贵士人在邮亭(古代驿站客馆即招待所之类)旅居过夜,其时正值湿热盛夏的暑天,床帐内蚊子较多,怎么驱赶也不出来。因而回忆起平时居家房屋高大宽广,竹席凉爽如冰,又有众多的姬妾挥扇送风除暑驱蚊,从不知道什么叫酷暑炎夏,为何今晚突然会遭受到如此之大的困苦?因怀念先前最大的快乐,愈加觉得心中烦躁,致使通宵无法入睡。另有一亭长(相当于后世的村长之类)露宿在同一邮亭的室外台阶之下,被众多的蚊子叮咬,几乎咬得要露出筋来,不得已只好在庭中不断地奔跑,让手脚四肢运动不停,那么咬人的蚊子也就无法在身上立足。人体虽然风尘仆仆地往来奔跑,口中却在慨叹地哼着小曲儿，很像苦中倒有不少快乐似的。显贵士人很不理解，便将亭长叫过来予以询问。并说："你遭受蚊虫叮咬所致困苦，超过我十倍百倍，我已经觉得极其痛苦了，你却反而认为可乐，其中究竟有何缘故呢？"亭长回答道："我偶然回忆起某一年，曾被仇家陷害，送进了牢狱。当时也是炎热酷暑时节，狱吏为了防止我私自逃跑，每天夜晚都给我戴上脚镣手铐，使我肢体无法动弹。当时蚊子之多，更要远远超过今晚许多倍，我只能任其叮咬，要想设法稍微躲避一下都不可能，拿那时的遭遇来看待今晚自由奔走驱蚊的境况，又何止是天上与地下、人间与鬼域的显著差别呢？拿以往与今天相比较，因而只知有快乐，却不知有什么痛苦。"显贵士人听了之后，不觉清爽地感到一切痛苦全都消失了。

这就是穷人行乐的秘诀之所在。不仅内心要这么想，即使在形体上也要这样磨炼自己。比如夏天苦于炎热，明知是房屋低矮所致，偏要到烈日骄阳之下走一走,然后再回到室内,就会感到暑热之气渐渐消失,不会像先前那么酷烈了。倘若嫌屋子矮小湿闷而跑到高大宽敞的处所去乘凉,等到返回之后,炎热湿闷之感反而会增加十倍。冬季苦于寒冷,明知是墙壁太单薄所造成,便故意到风雪之中去行走一番,然后再返回房间,当即感到寒气锐减,不再出现当初那种凛冽的严寒之感。假若为了躲避茅舍荒凉之严寒而跑到深宅大院中去取暖,等到再返回时,那种冷得发抖之状又不知该怎样来形容呢!由此类推,然则所谓退一步法,无论任何地方都可实行,也不论何人都是可以做得到的。想到采用退一步的方法,快乐的境界自然就会产生了。我李渔是天地之间遭受困窘最多的人,其所以能够避免死于忧愁,不致被穷困挫折弄得形容枯槁,都是因为运用了此种方法。我又手中握着这管毛笔,与我终身相伴,用它来横扫千军则不足,用它来驱除万种忧虑则绰绰有余。但如果不善于采用退一步的方法,即使有纸墨也会令人困惑。想起战国时的虞卿著书,也许就是采用了此法,只是我能公之于世,他却秘而不宣罢了。

由亭长的话推论开来,凡是行乐的人,不必远举他人为例来谈退步法,就拿自己来说,谁没有经历过逆境?大的有凶灾祸患,小的有疾病忧伤。"伐柯伐柯,其则不远。"(此语出自《诗经·豳风》,表明办事要遵循一定的准则)把自己经历过的逆境拿来比较,更加感到亲切。大凡人生所经历过的大灾大难,不但不应当遗忘,还应当大书特书,把它当作座右铭,高高地悬挂起来。对人本身有三大好处:如果是自己犯错作孽,即可痛改前非,把此事视为前车之鉴;若是祸从天降,则可防止产生怨天尤人的情绪,以便消除后患;至于回忆痛苦与追思烦恼,引出无穷的快乐境界,就可用来警惕自己并进而保持头脑清醒了。

{专家点评}

李渔的这篇《贫贱行乐之法》,经常被人反复引述,社会影响较大。篇中最为精彩的一段是,将一位显贵者与一位亭长(相当于后世的村长之类)作对比。他们两人同时旅居邮亭(驿站招待所)度过夏天的夜晚,同样遭到蚊子叮咬,应当说前者较轻而后者较重,然而显贵者深感痛苦不堪,亭长却哼着小曲以驱蚊取乐。为何遭遇相同而感受有天渊之别呢?原因是显贵者将当夜的遭遇与平时居家的豪华舒适生活相比,故越比越痛苦不堪;而亭长却与当年被仇家诬陷坐牢的凄惨生活相比,故越比越快乐。李渔从此一事例中备受启发,认为凡处境不佳时,只能采取退一步着想的方法,要比就同境遇更差的人比,或者同自己以往的逆境或不幸遭遇相比,这样才能比出快乐的心情来。绝不可同条件远比自己优越的人相比,亦不可将自己以往的优越生活拿来作对比,那样就会越比越痛苦,越比越泄气。直到最近,国外的心理学家才发现,幸福感存在于对比之中。而李渔的此一发现却远比他们早了300多年。李渔所说的退一步着想的方法,不失为养生保健特别是有关心理情志养生的一条重要经验,委实很有启发借鉴意义。

(四)家庭行乐之法

{名著选录}

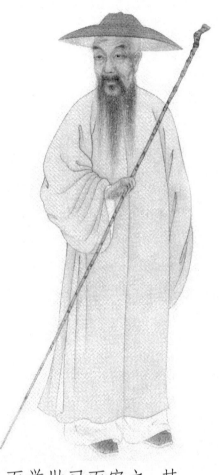

世间第一乐地，无过家庭。"父母俱存，兄弟无故，一乐也。"是圣贤行乐之方，不过如此。而后世人情之好尚，往往与圣贤相左。圣贤所乐者，彼则苦之；圣贤所苦者，彼反视为至乐而沉溺其中。如弃现在之天亲而拜他人为父，撇同胞之手足而与陌路结盟，避女色而就娈童，舍家鸡而寻野鹜，是皆情理之至悖，而举世习而安之。其故无他，总由一念之恶旧喜新，厌常趋异所致。

有好游狭邪者，荡尽家资而不顾，其妻迫于饥寒而求去。临去之日，别换新衣而佐以美饰，居然绝世佳人。其夫抱而泣曰："吾走尽章台，未尝遇此娇丽。由是观之，匪人之美，衣饰美之也。倘能复留，当为勤俭克家，而置汝金屋。"妻善其言而止。后改荡从善，卒如所云。

又有人子不孝而为亲所逐者，鞠于他人，越数年而返，定省承欢，大异畴昔。其父讯之，则曰："非予不爱其亲，习久而生厌也；兹复厌所习见，而以久不睹者为可亲矣。"众人笑之，而有识者怜之。何也？习久而厌其亲者，天下皆然，而不能自明其故。此人知之，又能直言无讳，盖可以为善之人也。

此等罕譬曲喻，皆为劝导愚蒙。谁无至性，谁无良知，而俟予为木铎？但观孺子离家，即生哭泣，岂无至乐之境十倍其家者哉？性在此而不在彼也。人能以孩提之乐境为乐境，则去圣人不远矣。

〖帮您解读〗

家庭是人世间最为快乐的地方。孟子说："父母都健在，兄弟没有发生事故，是人生的一大乐事。"圣贤行乐的方法，也不过如此。但后世的人情好尚，往往与圣贤相反。圣贤认为快乐的，他却以为苦；圣贤认为苦的,他却视为最大的快乐,且沉溺在其中。例如抛弃生父而拜别人为父,离开同胞兄弟而跟生疏的外人结盟,回避女色而接近娈童(与漂亮的男童搞同性恋),舍弃家鸡而寻觅野鸭(比喻舍弃妻子而去嫖娼宿妓),这些都是违背人情常理的,而世人却心安理得地这样去做。其中并无别的什么缘故,都是因为喜新厌旧、厌恶寻常、追求新奇的心理意识所造成的。

有人心理淫邪而喜欢寻花问柳玩娼妓,荡尽家资而不顾一切,其妻子为饥寒所迫而求离去。临到别离之日,妻子另换新装而佩戴上美丽的首饰,居然打扮成了艳丽无比的绝代佳人。丈夫见了大为惊奇,便双手抱住妻子哭道:"我走遍了青楼妓院,也不曾遇见过一位像你这么漂亮的女子。由此看来,并非妓院里的女人长得美,仅仅是衣服首饰显得美罢了。你如果能够留下来,我当勤俭持家而振兴家业,就像金屋藏娇似地为你提供良好的生活条件。"妻子认为丈夫说得恳切而有改过自新之意,也就留下来了。后来此人果然改恶从善,真正兑现了他的诺言。

又有人因为不孝顺而被父亲赶出了家门,别人收养了他。过了几年他回到家里,恭敬有礼地侍奉父母,跟从前大不相同。父亲询问其中缘故,他便回答说:"不是我不爱父母,只因为待在一起的日子久了便产生了厌烦情绪;此次重新见到原来的父母,却因久不见面而特别感到亲切了。"许多人嘲笑他,而有见识的人却同情他。这是为什么呢?因为跟父母生活在一起的时间太长久了就会产生厌烦情绪,天下的人都是这样,但不能自己说明原因。此人心中明白,又能直言不讳地说出来,因而是能够成为善良人的。

这样取譬设喻绕着弯子说话,都是为了劝导那些蒙昧而不开窍的人。谁没有天性?谁缺乏良知?用得着我去敲梆唤醒吗?幼儿一离开家庭就会哭泣,难道外面没有比家庭强十倍的快乐境地吗?是因为幼儿的天性决定他们的快乐是在家里而不在外面之故。人们倘能将幼儿的快乐当作自己的快乐，那么离圣人也就不远了。

{专家点评}

李渔在此强调，只有家庭才是人间第一乐地，并引述孟子的话作为佐证。但是有些人很不珍惜家中之乐，偏要到外边另觅乐境。篇中列举了两个实例：其一，一个已婚男子喜新厌旧，经常抛开妻子前往妓院寻欢作乐，直到妻子要求离去，在临别之前略加修饰打扮，这才发现妻子其实远比妓女要漂亮得多。便决计留住妻子，从此改弦易辙，痛改前非，使家庭和好如初。另一例为一青少年不孝而被父亲逐出家门，乃至在外面待了几年之后，才知道最亲的还是父母，回家后便对父母恭敬有礼。

上述事例至今仍然很有现实教育意义。有的人在发财致富或地位升迁以后，便喜新厌旧，另寻新欢，于是包二奶，养小秘，甚或嫖娼宿妓，弄得夫妻不和甚至家庭破裂。竟有因此而走上贪污腐化的罪恶之道，乃至身败名裂而被国法严惩者。也有一些青少年嫌父母管教太多而离家出走,乃至被拐骗或者吃了大亏之后,方知家庭才是最温暖、最安全和最快乐的地方。人们不妨认真读读李渔此篇,也许能从中得到有益的启示。

(五)道途行乐之法

﹛名著选录﹜

"逆旅"二字,足概远行,旅境皆逆境也。然不受行路之苦,不知居家之乐,此等况味,正须一一尝之。予游绝塞而归,乡人讯曰:"边陲之游乐乎?"予曰:"乐。"有经其地而惮焉者曰:"地则不毛,人皆异类。睹沙场而气索,闻钲鼓而魂摇,何乐之有?"予曰:"向未离家,谬谓四方一致,其饮馔服饰皆同于我,及历四方,知有大谬不然者。然止游通邑大都,未至穷边极塞,又谓远近一理,不过稍变其制而已矣。及抵边陲,始知地狱即在人间,罗刹原非异物,而今而后,方知'人之异于禽兽者几希',而近地之民去绝塞之民者,反有霄壤幽明之大异也。不入其地,不睹其情,乌知生于东南,游于都会,衣轻席暖,饭稻羹鱼之足乐哉?"此言出路之人,视居家之乐为乐也;然未至还家,则终觉其苦。

又有视家为苦,借道途行乐之法,可以暂娱目前,不为风霜车马所困者,又一方便法门也。向平欲俟婚嫁既毕,遨游五岳;李固与弟书,谓周观天下,独未见益州,似有遗憾;太史公因游名山大川,得以史笔妙千古。是游也者,男子生而欲得,不得即以为恨者也。有道之士,尚欲挟资裹粮,专行其志,而我以糊口资生之便,为益闻广见之资。过一地即览一地之人情,经一方则睹一方之胜概,而且食所未食,尝所欲尝,所余而归遗细君,似得五侯之鲭以果一家之腹,是人生最乐之事也,奚事哭泣阮途,而为乘槎驭骏者所窃笑哉?

﹛帮您解读﹜

"逆旅"二字,足以概括长途旅行的滋味,旅游的处境都是逆境。然而不曾遭受长途跋涉的艰苦,就不知道安居在家的快乐,这类境况,正有必要加以尝试。我游历边塞回来,乡亲中有人问我:"游历边塞地区快乐吗？"我回答说："快乐。"有到过边塞地区而有畏惧情绪的人说："边地什么都不生长，人也都与内地不同，目睹沙场(指古战场)而使人丧气，听到钲鼓之声则使人惊魂摇动，有什么快乐可言呢？"我说："先前在家里，误以为各地都一个样，饮食服装都与我们相同。等到游览远方各地之后，才知道完全不是这样。然而仅仅游览一些交通方便的大都市，没有到过极其遥远的边塞地区，又认为远近都一个样，只不过生活方式稍有变化罢了。等到抵达边塞一看，才知道地狱就在人间，罗刹(印度神话中的恶魔)原来并非异物；才懂得人和禽兽的差别也不太大，而内地的民众与边塞的民众相比，倒是有明如天堂与暗如地狱之别了。不到那些地方去走一走，不亲眼观看其境况，又哪里知道生活在东南地区，游览大都会，穿着轻便衣服，铺着柔软暖席，吃着大米饭而喝着鲜美鱼汤是何等的快乐呢？"这里说的出行在外的人，看到了平常居家的极大快乐；然而在未回家之前，终究觉得旅途生活是很劳苦的。

也有人觉得家庭生活清苦乏味，想借旅游作为取乐之法，可以暂时得到娱乐，且要不为风霜车马所困，这又是一个方便法门。向平想在儿女完婚之后，去遨游泰山、华山等五岳；李固给弟弟写信，说自己周游天下，就是没有到过益州(四川)，似乎感到很遗憾；太史公司马迁因为游历了名山大川，才得以使自己所写史学名著《史记》流传千古。可见旅游是男子生来就有的欲望，不得如愿就引以为遗憾。有道之士，尚且要带着路费和干粮，专心致志地从事旅游；何况我乘着在外谋生赚饭吃的方便，使之成为增长见闻的资本。每经过一地便考察那里的风土人情，路过一方便观赏那里的名胜风景，而且吃些从未吃过的东西，尝一尝想吃的食品，并把多余的食物带回家送给妻子，简直就像弄到了"五侯之鲭"(指美味佳肴)而让家人吃个够，这正是人生最为快乐的事。又何必像晋代阮籍那样在歧路上哭泣，而让乘船骑马的权贵者讥笑呢？

{ 专家点评 }

李渔的这篇《道途行乐之法》讲的是旅游之乐。但在古代条件下，交通极不方便，在路途之中难免要吃尽苦头，但苦中有乐。本文共分两个大段，头一段对古代遥远的边疆地区作了描写，那里不但地理环境荒凉，且生产落后，生活极其贫苦，加上边地时有战事发生，更显得十分凄凉。李渔在游览边地之后，更是倍感生活在东南地区或通邑大都之幸福快乐，认为两者实有霄壤幽明之大异，也就是有天渊之别。这与当时的历史实况是相吻合的。

第二段描写旅游能观赏各地不同的风光，了解各地独特的风土人情（包括能吃到从未吃过的饮食），增长不少新的见闻和新的知识，表明读万卷书与行万里路相结合是很有必要的。篇中描写不少历史人物很重视旅游，特别提到太史公司马迁，他如果不亲身游历各地名山大川，是绝对不可能写出《史记》这种流芳万古的名著来的。

李渔说他自己为了糊口谋生而遍游各地，收获很不少，便成了"益闻广见之资"。在谈到吃异地饮食时说："而且食所未食，尝所欲尝，所余者归遗细君，似得五侯之鲭以果一家之腹，是人生最乐之事也。"所谓细君，系指妻子，言回家后将异地食物赠送给妻子。所谓五侯之鲭，这是一个历史典故。西汉成帝的母舅王谭、王根、王立、王商、王逢时等五人同时封侯，号称五侯。"鲭"，音蒸，乃鱼和肉的杂烩。《西京杂记》说，上述五侯彼此不容，互不来往，唯有楼护很有口才，与五侯均有交往。各家均用最好的菜肴招待楼护，楼护将五家的佳肴合在一起，便称为五侯鲭，故五侯鲭实为美味佳肴之雅称。李渔在此是说，将各地不同的美味带回家，让家人吃得高高兴兴，这也是人生最大的快乐之一。

(六)春季行乐之法

{名著选录}

人有喜怒哀乐，天有春夏秋冬。

春之为令，即天地交欢之候，阴阳肆乐之时也。人心至此，不求畅而自畅，犹父母相亲相爱，则儿女嬉笑自如，睹满堂之欢欣，即欲向隅而泣，泣不出也。然当春行乐，每易过情，必留一线之余春，以度将来之酷夏。盖一岁难过之关，唯有三伏，精神之耗，疾病之生，死亡之至，皆由于此。故俗话云"过得七月半，便是铁罗汉"，非虚语也。

思患预防，当在三春行乐之时，不得纵欲过度，先埋伏病根。花可熟视，鸟可倾听，山川云物之胜可以纵游，而独于房欲之事，略存余地。盖人当此际，满体皆春。春者，泄尽无遗之谓也。草木之春，泄尽无遗而不坏者，以三时皆蓄，而只候泄于一春，过此一春，又皆蓄精养神之候矣。人之一身，能保一时尽泄而三时皆不泄乎？尽泄于春而又不能不泄于夏，虽草木不能不枯，况人身之浮脆者乎？欲留枕席之余欢，当使游观之尽致。何也？分心花鸟，便觉体有余闲；并力闺帏，易致身无宁刻。然予所言，皆防已甚之词也。若使杜情而绝欲，是天地皆春而我独秋，焉用此不情之物，而作人中灾异乎？

⁅帮您解读⁆

人有喜怒哀乐，天有春夏秋冬。春季这一时令，便是天地交欢的季节，也是阴阳交合而肆意行乐之时。人的心情到了此时，不求畅快也会自然畅快，就像父母相亲相爱，则儿女嬉戏欢笑自如；看到满堂欢乐的情景，即使想向隅哭泣，也哭不出来。然而在春天行乐，往往容易过度纵情，必须保留一部分精力，以便度过即将到来的酷暑炎夏。大概一年之中最难度过的关口，唯有三伏天，精神的耗散，疾病的产生，死亡的到来，都与此有关。所以俗话说："过得七月半，便是铁罗汉。"这话并非虚假之语。

要考虑疾病预防，当在春季三个月行乐之时，不可纵欲过度，否则就会埋下祸根。花可以反复观赏，鸟鸣声可多次倾听，山川的风景名胜亦可以纵情游览，而唯独房室之欲一事应当略留余地。因为人在这个时候，浑身充满了春情。所谓春情，有将阴精泄尽而无遗存之意。草木经历春天，能够泄尽无遗而不败坏,是因为它在其他三季都能蓄积,只等春天来宣泄,过了春天,又到了蓄养精神的时候了。人的一身之精,能保证只在春天尽泄而其他三季皆不外泄吗?尽泄于春天而夏季又不能不泄,即使是树木也不能不枯萎,何况人身阳气外浮而很脆弱呢?要想留得房内枕席之欢,就应当尽情去游览。为什么呢?把心思分散到花鸟上面,就会觉得精力饱满有余,反之专心用力于房事上,容易导致身体没有片刻安宁。然而我的这番话,都是为了防止房欲过度之意。假使另走极端而杜绝房事和情欲,就等于天下皆春而我独自处在秋天,又何必采用这种绝情的措施来给人体造成另一种灾害呢?

专家点评

李渔认为,春季极易萌发春情,房事难以控制,而房事太多对夏季特别是三伏天养生很不利。故主张春天多游览山川名胜,尽情观赏美丽的风光,既可增添许多快乐,又可消耗多余的体力和精力,这对控制房欲亦很有利。

(七)夏季行乐之法

{名著选录}

酷夏之可畏,前幅虽露其端,然未尽暑毒之什一也。使天只有三时而无夏,则人之死也必稀,巫医僧道之流皆苦饥寒而莫救矣。只因多此一时,遂觉人身叵测,常有朝人而夕鬼者。《戴记》云:"是月也,阴阳争,死生分。"危哉斯言!令人不寒而栗矣。凡人身处此候,皆当时时防病,日日忧死。防病忧死,则当刻刻偷闲以行乐。从来行乐之事,人皆选暇于三春(指春季三个月),予独息机于九夏(指夏季九十天),以三春神旺,即使不乐,无损于身;九夏则神耗气索,力难支体,如其不乐,则劳神役形,如火益热,是与性命为仇矣。《月令》以仲冬为闭藏;予谓天地之气闭藏于冬,人身之气当令闭藏于夏。试观隆冬之月,人之精神愈寒愈健,较之暑气铄人,有不可同年而语者。凡人苟非民社系身,饥寒迫体,稍堪自逸者,则当以三时行事,一夏养生。过此危关,然后出而应酬世故,未为晚也。

追忆明朝失政以后,大清革命之先,予绝意浮名,不干寸禄,山居避乱,反以无事为荣。夏不谒客,亦无客至,匪止头巾不设,并衫履而废之。或裸处乱荷之中,妻孥觅之不得;或偃卧长松之下,猿鹤过而不知。洗砚石于飞泉,试茗奴以积雪,欲食瓜而瓜生户外,思啖果而果落树头,可谓极人世之奇闻,擅有生之至乐者矣。后此则徙居都市,应酬日纷,虽无利欲熏人,亦觉浮名致累。计我一生,得享列仙之福者,仅有三年。今欲续之,求为闰余而不可得矣。伤哉!人非铁石,奚堪磨杵作针;寿岂泥沙,不禁委尘入土。予以劝人行乐,而深悔自役其形。噫!天何惜于一间,以补富贵荣贶之不足哉?

〖帮您解读〗

酷暑炎夏之可怕,前面虽已表露一二,但尚未说尽暑毒的十分之一。假设天气只有春、秋、冬三季而无夏天,那么人的死亡率必定很低,巫医僧道一类人都会苦于失业饥寒而无法解救了。只因多了这个季节,便觉得人身不可预测,经常有朝为活人而夕成死鬼之事发生。《礼记》说："这个月份，阴阳相争，有死生之别。"这是危险之说啊，使人不寒而栗呢！凡人体处于此时，都应注意时时防病，天天忧虑有死亡的危险，就当时时刻刻设法挤出时间来行乐。历来人们行乐，大多选择在春季进行，我独自要在夏天忙里偷闲而及时行乐。因为春天人的精力旺盛，即使不快乐，对人体也没有什么损害；而三伏天势必精气耗尽，体力不支，如果不行乐，就会使精神和形体都劳累不堪，如同给火加热，这就好比是在与性命相敌对了。《礼记·月令》以仲冬(农历十一月)为闭藏。我认为天地之气是在冬天闭藏，而人身之气则应当在盛夏予以闭藏。试看严寒的冬天，人的精神越冷越健旺，比起盛夏暑气铄人，真是不可同日而语。人们凡是没有公务在身，也无饥寒相迫，只要稍有安闲时间，就当在春、秋、冬三个季节做事，在夏季三个月专搞养生。过了这个难关，然后再出来应酬世务，也是为时不会晚的。

　　回想明朝失败之后，清朝尚未全面统治中国之前,我抛弃各种虚名,不求任何官位,住在深山之中躲避战乱,反以清闲无事为荣。夏天不出门拜访,也没有客人来家,非但头巾不必戴,就连衣服鞋子也不必穿。有时赤身裸体待在乱荷丛中,即使是老婆孩子也找不到我。有时躺在高大的松林之下,猿猴、白鹤经过身边也不知道。在飞泉瀑布之下洗涮石砚,用积雪煮水烹茶。想吃瓜,瓜就长在门外;想吃果,果就挂在枝头。这可说享尽了人间奇特的清闲,独占了人生最大的快乐。此后便迁移到大城市居住,每天都有太多的应酬,虽说没有利欲熏心,也觉得虚名带来负累。屈指算来,我一生之中得以享受神仙之福的时光,总共只有三年。现今想要继续过这种生活,哪怕再过上个把月也得不到了。可悲啊,人又不是铁石,怎能经得起像铁杵磨针似的那种磨损呢?寿命哪能比沙石,也不可随便丢进泥土中去。我因劝人行乐,却懊悔用过于劳役的手段对付自身了。唉,上天何必吝惜那一点点,给我一些清闲以弥补荣华富贵之不足啊!

{专家点评}

从李渔此文可以看出，在古代，夏季是人口死亡的高峰期，这是由于此时细菌和病毒大量繁殖，各种传染病、流行病极其集中流行而防治手段很差之故。特别是三伏天，更是决定人的死生的一大关口，因三伏在秋，所以上文有"过得七月半，便是铁罗汉"的说法。在古代医疗条件下，是很难对付各种恶性传染病的。所以夏季人口

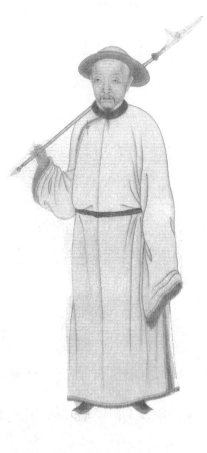

死亡率极高也就不足为怪了。若能高度重视疾病预防，则可大大降低人口的死亡率。有鉴于此，李渔因而发出了其他三季做事，唯有夏季则应集中用于行乐和养生的倡导，应当说这是很有独到见解的。再说，夏季又是心脑血管疾病的高发期，人们若能维

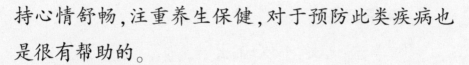

持心情舒畅,注重养生保健,对于预防此类疾病也是很有帮助的。

(八)秋季行乐之法

{名著选录}

过夏徂秋,此身无恙,是当与妻孥庆贺重生,交相为寿者矣。又值炎热初退,秋爽媚人,四体得以自如,衣衫不为桎梏,此时不乐,将待何时?况有阻人行乐之二物,非久即至。二物维何?霜也,雪也。霜雪一至,则诸物变形,非特无花,亦且少叶;亦时有月,难保无风。若谓"春宵一刻值千金",则秋价之昂,宜增十倍。有山水之胜者,乘此时蜡屐而游,不则当面错过。何也?前此欲登而不可,后此欲眺而不能,则是又有一年之别矣。有金石之交者,及此时朝夕过从,不则交臂而失。何也?襜褴阻人于前,咫尺有同千里;风雪欺人于后,访戴何异登天?则是又负一年之约矣。至于姬妾之在家,一到此时,有如久别乍逢,为欢特异。何也?暑月汗流,求为盛妆而不得,唯四五之仅存;此则全副精神,皆可用于青鬟翠黛之上。久不睹而今忽睹,有不与远归新娶同其燕好者哉?为欢即欲,视其精力短长,总留一线之余地。能行百里者,至九十而思休;善登浮屠者,至六级而即下。此房中秘术,请为少年场授之。

{帮您解读}

过完夏季而进入秋天,这身体没有毛病,此时应当和妻子儿女庆贺重生,彼此互相祝福。适逢炎热初步退去,秋色凉爽诱人,四肢得以活动自如,衣衫不再成为累赘,此时不行乐,还将等待什么时候呢?况且有两种阻碍人行乐的东西,不久就要出现了。两种什么东西呢?就是霜和雪。霜雪一旦到来,万物改变形态,非但没有花,连叶子也很少了。时或有月亮,但难以保证没有风。如果说"春宵一刻值千金",那么秋天的价值之高昂,应当超过春天十倍。喜欢山水名胜的人,应当乘着这个时机准备好涂蜡的登山木屐,不可当面错过机会。为什么呢?因为在此之前不宜登山,在此之后不能向远处眺望,又得等上一年了。如有金石之交的好朋友,应当在此时经常来往走动,不然就会失之交臂。为什么呢?在此之前暑热太盛而构成阻碍,即使近在咫尺也如同相隔千里一般;在此之后风雪袭人,要想拜访朋友又与登天有何异呢?这样又将耽误一年了。至于家中的姬妾,一到这个时候,有如久别之后刚刚重逢,那种欢乐情绪与平时大不相同。为什么呢?暑天汗流浃背,不能盛装浓抹地修饰打扮,十分的娇艳姿色,仅能保存四五分;此时则全神贯注,其精力可集中用于服装容貌的修饰打扮上。久未粗看而今忽然仔细观察,就像新娶的媳妇一般令人欣喜不已。寻欢作乐的欲望不可过于放纵,应当根据各自的体质强弱与精力多少等情况,总之要留有一线余地。能够行走一百里路的人,走到九十里就要休息;能够攀七级佛塔的人,只登六级就当停下来。这就是房中秘术,请允许我传授给青少年场中的朋友。

{专家点评}

此篇言秋高气爽之时,很适宜登山远眺,亦适合探亲访友,个中有不少乐趣,应当抓住时机予以安排。同时谈到,由酷暑炎夏转到金风送爽的秋天以后,极易增强房中之欲,故应注意节制房事。凡行房切忌殚精竭力,勉强而为,一定要留有余地。

(九)冬季行乐之法

╲名著选录╱

冬季行乐,必须设身处地,幻为路上行人,备受风雪之苦,然后回想在家,则无论寒燠晦明,皆有胜百倍之乐矣。尝有画雪景山水,人持破伞,或策蹇驴,独行古道之中,经过悬崖之下,石作狰狞之状,人有颠蹶之形者。此等险画,隆冬之月,正宜悬挂中堂。主人对之,即是御风障雪之屏,暖胃和衷之药……善行乐者,必先作如是观,而后继之以乐,则一分乐境,可抵二三分,五七分乐境,便可抵十分十二分矣。然一到乐极忘忧之际,其乐自能渐减,十分乐境,只作得五七分,二三分乐境,又只作得一分矣。须将一切苦境又从头想起,其乐之渐增不减又复如初。此善讨便宜之第一法也。譬之行路之人,计程共有百里,行过七八十里,所剩无多,然无奈望到心坚急切难待,种种畏难怨苦之心出矣。但一回头,计其行过之路数,则七八十里之远者可到,况其少而近者乎?譬如此际只行二三十里,尚余七八十里,则苦多乐少,其境又当何如?此种想念,非但可为行乐之方,凡居官者之理繁治剧,学道者之读书穷理,农工商贾之任劳即勤,无一不可倚之为法。噫!人之行乐,何与于我,而我为之嗓敝舌焦,手腕几脱。是殆有媚人之癖,而以楮墨代脂韦者乎!

帮您解读

冬季行乐,必须设身处地思考,把自己想象为路上行人,受尽风雪严寒的痛苦,然后再回想到现实的家庭生活,那么不管寒暖明暗阴晴,都会产生胜过别人百倍的快乐。

曾经有一幅雪景山水画,一人手中握着破伞,时或鞭策跛驴,独自行走在古道之中,经过悬崖下面,山石形状狰狞可怖,人看上去也劳累不堪。此种艰险可怕的画,在隆冬季节,正适合于挂在中堂。主人面对它,就算是躲避风雪的屏障,也是暖胃与调和内脏的药物……善于行乐的人,必须首先把自己的境遇想象得很苦,然后再继续行乐,那么一分乐境,可以抵得上二三分;五七分的乐境,便可抵得上十分甚至十二分了。然而一旦快乐到了极点而又忘掉一切忧愁的时候,快乐却会自然渐减,十分的乐境,只抵得五分或七分;二三分的乐境,只抵得一分了。必须将一切苦境重新回想一遍,其快乐的感受又会只增不减。这种先苦后乐的想法实为最便于行乐的第一妙法。比如急于赶路的行人,计算路程有一百里,已经走了七八十里,所剩的路程不多了,然而心中无奈决意很快到达,却急切难以等待,就会产生种种惧怕困难的抱怨与痛苦情绪了。但回过头一想,计算已经走过的路程,既然能走完七八十里路,剩下的路程并不多,又哪能走不到呢?假如此刻只走完二三十里,还余下七八十里,就会苦多乐少,其境况又当如何呢?这种互相对比的思虑,非但可以用作行乐的方法,凡属当官的要处理复杂的政务,农、工、商等不同行业的人士对付本职所司的各项劳务,知识分子钻研学术问题,无一例外地均可采用此种思想方法。哎,人家行乐,与我有何相干呢?而我为此谈论过多而弄得喉痛舌苦,又因书写过多而弄得手腕几乎脱臼,大概是由于我这个人有向他人献媚的癖好,想多用纸笔写些文字来代替经典论述啊!

〖专家点评〗

李渔此篇虽然讲的是冬季行乐之法,实则远远超出了冬季行乐的范围。李渔认为,冬季严寒,与行走在风雪之中的人相比,居家者当倍感快乐。推而广之,遇事先尽量想象其艰苦,然后千方百计地予以克服和战而胜之,自然快乐频添。与之相反,先是盲目乐观,一旦在实践中遭受挫折,就会悲观丧气,实在不可取。李渔所介绍的此种思考方法,对于养生保健来说,确具一定的参考价值。

(十)随时即景就事行乐之法

〖名著选录〗

行乐之事多端,未可执一而论。如睡有睡之乐,坐有坐之乐，立有立之乐，饮食有饮食之乐，盥栉有盥栉之乐。即袒裼裸裎，如厕便溺，种种秽亵之事，处之得宜，亦各有其乐。苟能见景生情，逢场作戏，即可悲可涕之事，亦变欢娱。如其应事寡才，养生无术，即征歌选舞之场，亦生悲戚。兹以家常受用，起居安乐之事，因便制宜，各存其说如左。

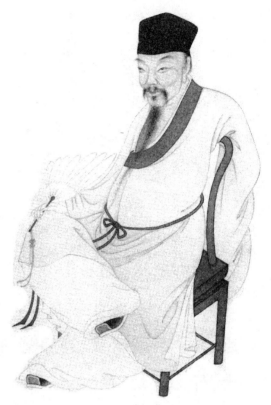

帮您解读

行乐的事情多种多样，不可一概而论。比如睡眠有睡眠的乐趣，静坐有静坐的乐趣，行走有行走的乐趣，饮食有饮食的乐趣，梳洗有梳洗的乐趣。即使是脱衣露身，上厕所解大小便，各种微小不雅之事,只要处理得法,也各自有其乐趣。假若能够见景生情,灵巧地逢场作戏,即使是可悲可泣之事,也可变得欢快娱乐起来。如果应对事情缺少才华,不懂得养生之术,即使是处在欢乐的歌舞场中,也会感到悲伤愁苦。在此列举一些家庭生活常行之事,依据简便可行的原则予以编排,特分别介绍如下。

{专家点评}

这是"随时即景就事行乐之法"的概述,李渔认为,只要处理得法,事事皆可行乐。其内容包括睡、坐、行、立、饮、谈、沐浴、听琴、观棋、看花听鸟、蓄养禽鱼、浇灌竹木等等。下面将选录其中一些主要条目的原文,并加以译述。

1.睡

{名著选录}

有专言法术之人,遍授养生之诀,欲予北面事之。予讯益寿之功,何物称最?颐生之地,谁处居多?如其不谋而合,则奉为师,不则友之可耳。其人曰:

"益寿之方,全凭导引;安生之计,唯赖坐功。"予曰:"若是则汝法最苦,唯修苦行者能之。予懒而好动,且事事求乐,未可以语此也。"其人曰:"然则汝意云何？试言之,不妨互为印证。"

予曰:"天地生人以时,动之者半,息之者半。动则旦,而息则暮也。苟劳之以日,而不息之以夜,则旦旦而伐之,其死也,可立而待矣。吾人养生亦以时,扰之以半,静之以半,扰则行起坐立,而静则睡也。如其劳我以经营,而不逸我以寝处,则岌岌乎殆哉！其年也,不堪屈指矣。若是则养生之诀,当以善睡居先。睡能还精,睡能养气,睡能健脾益胃,睡能坚骨壮筋。如其不信,试以无疾之人,与有疾之人合而验之。人本无疾而劳之以夜,使累夕不得安眠,则眼眶尽落而精气日颓,虽未即病,而病之情形出矣。患疾之人,久而不寐,则病势日增;偶一沉酣,则其醒也必有油然勃然之势。是睡非睡也,药也。非疗一疾之药,及治百病,救万民,无试不验之神药也。兹欲从事导引,并力坐功,势必先遣睡魔,使无倦态而后可。予忍弃生平最效之药，而试未必果验之方哉？"其人艴然而去，以予不足教也。

予诚不足教哉？但自陈所得，实为有见而然，与强辩饰非者稍别。前人睡诗云："花竹幽窗午梦长，此中与世暂相忘；华山处士如容见，不觅仙方觅睡方。"近人睡诀云："先睡心，后睡眼。"此皆书本唾余，请置弗道，道其未经发明者而已。睡有睡之时，睡有睡之地，睡又有可睡可不睡之人。请条晰言之：由戌至卯，睡之时也。未戌而睡，谓之先时，先时者不祥，谓与疾作思卧者无异也。过卯而睡，谓之后时，后时者犯忌，谓与长夜不醒者无异也。且人生百年，夜居其半，穷日行乐，犹苦不多，况以睡梦之有余，而损宴游之不足乎？有一名士善睡，起必过午，先时而访，未有能晤之者。予每过其居，必俟良久而后见。一日闷坐无聊，笔墨具在，乃取旧诗一首，更易数字而嘲之曰："吾在此静睡，起来常过午；便活七十年，只当三十五。"同人见之，无不绝倒。此虽谑浪，颇关至理。是当睡之时，只有黑夜，舍此皆非其候矣。

然而午睡之乐,倍于黄昏,三时皆所不宜,而独宜于长夏。非私之也,长夏之一日,可抵残冬之二日;长夏之一夜,不敌残冬之半夜。使止息于夜,而不息于昼,是以一分之逸,敌四分之劳,精力几何,其能堪此?况暑气铄金,当之未有不倦者。倦极而眠,犹饥之得食,渴之得饮,养生之计,未有善于此者。午餐之后,略逾寸晷,俟所食既消,而后徘徊近榻。又勿有心觅睡,觅睡得睡,其为睡也不甜。必先处于有事,事未毕而忽倦,睡乡之民自来招我。桃源、天台诸妙境,原非有意造之,皆莫知其然而然者。予最爱旧诗中有"手倦抛书午梦长"一句。手书而眠,意不在睡;抛书而寝,则又意不在书,所谓莫知其然而然也。睡中三昧,唯此得之。此论睡之时也。

睡又必先择地。地之善者有二:曰静,曰凉。不静之地,只能睡目,不能睡耳,耳目两歧,岂安身之善策乎?不凉之地,只能睡魂,不能睡身(此两句理应互相颠倒,改为"只能睡身,不能睡魂"),身魂不附,乃养生之至忌也。

至于可睡可不睡之人,则分别于"忙闲"二字。就常理而论之,则忙人宜睡,闲人可以不必睡。然使忙人假寐,只能睡眼,不能睡心;心不睡而眼睡,犹之未尝睡也。其最不受用者,在将觉未觉之一时,忽然想起某事未行,某人未见,皆万万不可已者,睡此一觉,未免失事妨时。想到此处,便觉魂趋梦绕,胆怯心惊,较之未睡之前,更加烦躁。此忙人之不宜睡也。闲则眼未阖而心先阖,心已开而眼未开;已睡较未睡为乐,已醒较未醒更乐。此闲人之宜睡也。然天地之间,能有几个闲人?必欲闲而始睡,是无可睡之时矣。有暂逸其心以妥梦魂之法:凡一日之中急切当行之事,俱当于上半日告竣,有未竣者,则分遣家人代之,使事事皆有着落,然后寻床觅枕以赴黑甜,则与闲人无别矣。此言可睡之人也。而尤有一关未经道破者,则在莫行歹事。"半夜敲门不吃惊",始可于日间睡觉,不则一闻剥啄,即是逻卒到门矣。

{帮您解读}

有个专讲练功法术的人，到处传授养生的诀窍，要我拜他为师。我询问延年益寿的功法，以哪一种为最好？什么地方最

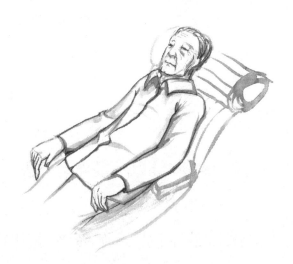

适合于养生？如果他的说法与我所想到的不谋而合，我就拜他为师，否则就只能交个朋友。那人回答说："延年益寿的方法，全凭导引行气；安心颐养的方法，只能依靠坐功。"我说："假若如此则你那功法实在太辛苦了，只有那些苦行僧才能办得到。我这个人懒散而又喜欢活动，而且事事都求快乐，我们的观点不可能一致。"那人说："依你的意见该怎样做？请说出来，不妨互相印证一番。"

我于是说道："上天让人生存都是安排好时间了的，一半时间活动，一半时间休息，活动安排在清早以后的白天，休息安排在日暮之后的夜晚。假若

白天忙于劳动,而夜晚不安排休息,天天损伤身体,死亡也就会很快到来。我们养生也是要遵守时间的,一半活动,一半静止,活动即行起坐立,静止则是睡眠。如果只让我劳累于经营各种事务,而不让我休息和睡眠,那就太危险了。论其年寿,也不可能是长的了。如此说来,养生的诀窍当以善于睡眠放在首要地位。睡眠能够恢复精力,又能蓄养气血,并可补益脾胃,还能健壮筋骨。假若不相信,可拿无病之人与有病之人合起来试验一番。人本来没有疾病而让他夜晚干活,使之整夜劳累而不能安卧睡眠,眼眶便会逐渐凹陷下去,而精气一天天地颓丧,就算没有当即生病,而病态已经出现了。患病之人,长时间不能安眠,病情便会一天天加重;偶尔能够得到深沉的睡眠,醒来以后必然精神振奋而疾病大有好转之势。如此则睡眠并非单纯的睡眠,实际上就是药物。不是治疗一种病的药物,而是治疗百病、拯救万民、屡试有效的神奇药物。在此要想从事气功导引,全力练静坐之功,势必首先排除睡眠,使人没有思睡的疲倦状态才可以。我能忍心抛弃有神药之良效的睡眠，而去试验那未必有可靠疗效的功法吗？那人听了十分恼怒地离去，认为我是不值得一教的人。

我难道真是不值得一教的人吗？我只不过陈述了自己的心得，实在因有独到见解才会这么说的，与那些强行辩解而文过饰非的人有所区别。前人有睡眠诗说："花竹幽窗午梦长，此中与世暂相忘；华山处士如容见，不觅仙方觅睡方。"近人谈到睡眠诀窍时说："先睡心，后睡眼。"这些都是书本上的套话，姑且搁在一边不论，在此只说些前人没有讲过的独特见解罢了。睡有睡的时候，睡有睡的地方，睡又有可睡与不可睡之人。请允许我分条予以说明。由戌时（19-21点）至卯时（5-7点），是睡眠时间。不到戌时就睡，这叫先时，先时即睡卧则不吉祥，是说与病人想睡没有区别。过了卯时才睡，这叫后时，后时同样犯了禁忌，是说与那些整晚都睡不醒的人没有差别。况且人生不过百年，夜晚占了一半，穷尽白昼来行乐，尚且嫌不够，何况要用多余的睡眠来侵占本来不足的行乐时间呢？有一位名士特别喜欢贪睡，要过了中午才起床，有午前访问的客人，没有一个能够见到面的，我每次去探访其家，也要等待很长时间才能见面。一天感到闷坐无聊，有笔墨在旁，便取出旧诗一首，更改几个字予以嘲笑说："吾在此静睡，起来常过午；便活七十岁，只当三十五。"同人见了，无不称赞叫绝。这虽然只是开开玩笑，却是很有道理。因而该睡眠的时间只有黑夜，除此之外都不是合适的睡眠时间。

然而睡午觉的乐趣，却是倍于黄昏时的寝卧，其他三季皆不适宜，唯独长夏时节很适合午睡。不是我有偏爱之心，长夏时的一个白天，可抵得上残冬(隆冬)时节的两天；长夏的一个夜晚，还抵不上残冬时节的半个夜晚。此时如果只在夜晚休息，等于是拿一分的安逸，去抵挡四分的疲劳；一个人的精力有多少，怎能耐受得了此种情状呢？况且炎热的暑气简直可熔化金属，遇到它没有不劳倦的。劳倦到了极点就睡觉,好比饥饿时得到了食物,口渴时得到了饮水,养生之道没有比这更完善的了。午餐之后,略微休息一些时候,待食物初步有所消化,然后信步走近床铺。不要在主观上有心有意去睡,主观上想睡,得到睡眠也不甜。必须首先处于有事可做的状态,事情尚未做完就忽然疲倦了,那样自然而然就会处于迷迷糊糊的睡眠状态。桃花源、天台山等风景名胜,原来并非主观上有意建造,都是自然而然地形成的。我最喜欢旧诗中的这样一句,即"手倦抛书午梦长"。午间手中握着书本细读,却因疲倦而抛书思睡进入梦乡了,原意本非为了睡眠;抛开书本即寝卧,则心思不在书上,而是所谓不知不觉地出现了自然入睡的状态。睡眠的奥妙,唯独在此得到了充分的反映。这些都是对睡眠时间的论述。

睡眠又必须选择地点。适合于睡眠的好地方必须具备两个条件:一是安静,二是凉爽。不安静的地方,只能睡眼而不能睡耳,眼与耳互相分歧,哪能算是安身的良策呢？不凉爽的地方，只能睡魂而不能睡身(此句应改为只能睡身而不能睡魂)，身魂不附(即身心不统一)，这是养生之大忌。

至于说到可睡可不睡之人，则主要用忙、闲二字来加以区分。按照常理而论，忙人应当睡，闲人可以不必睡。然而假使让忙人和衣而睡，只能睡眼(即闭着眼睛躺着)，却不能睡心(指心中还在想事)，心不睡而眼睡，就等于没有睡觉。最不适用的是，将要入睡而尚未入睡的时候，忽然想起某件事尚未做，某个人尚未见面，都是万万不可不予办理的，如果此时睡觉，未免耽误事情。这样一想，便觉得魂牵梦绕，胆战心惊，再也无法安卧，这比没有睡觉之前，内心更加烦躁。这就是忙人不宜睡觉的原因。清闲的人眼睛未闭而心先闭合了，心思已开而眼睛尚未打开；已睡比未睡要快乐得多，已经睡醒比未醒更加快乐。这就是闲人适宜睡觉的原因。然而天地之间，有几个是无事可做的闲人呢？必定要等到很清闲才能睡卧，这就没有可以睡觉的时间了。有一个暂时使内心清闲而又安定梦魂的方法：凡一天之中急切要办的事，都应当在上午办完，有未办完的，则分别派遣家人代为办理，使每一件事情都有着落，然后再寻觅床枕安卧入睡，也就与闲人没有什么区别了。这里说的是可以睡觉之人，还有一点很值得关注而没有说破，那就是不能干坏事。要做到"半夜敲门不吃惊"，才可以白天睡觉，否则一听到敲门之声，便以为是警察前来抓捕人犯了。

﹛专家点评﹜

这是李渔有关睡眠养生的一篇重要文献，经常被人引用。本篇开头描写了他与气功师的激烈辩论，气功师认为养生主要靠气功导引，李渔反驳说单靠那一套是行不通的，强调睡眠对于养生长寿来说更为重要。气功师只好悻悻然离去。李渔接着就睡眠的时间、地点及其与人的忙闲乃至心情的相互关系等作了全面的论述，颇能发人深省。

关于睡眠的时间，李渔认为白天劳作，夜晚休息，这是天经地义的。从戌时(19-21点)到卯时(5-

7 点），是正规的寝卧时间，既不可提前，也不宜推后。依李渔所述，总的睡眠时间可能多了一点。据英国《每日邮报》最近报道，通过研究发现，与每晚睡眠超过 7 小时或不足 7 小时的老年人相比，每晚睡眠限制在 7 小时的老人其大脑衰老可推迟两年。由此说明，睡眠时间过多无益。故一般成年人以每晚睡足 7~8 小时为宜，高龄老人则可适当延长一些。但李渔强调夜晚必须按时就寝则是非常正确的。现今有些人迷恋于夜生活，直到凌晨两三点钟也不上床睡觉，这是非常有害的。美容专家指出，晚上 22 点至凌晨 2 点，是人体旧细胞坏死、新细胞生成的最活跃时间，此时不睡，细胞代谢受到影响，势必加速衰老，实为美容之大忌。倘若长期晚睡晚起，即使也睡足了 8 个小时，却无法弥补上述损失，照样会面色萎黄、缺乏

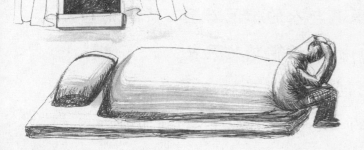

光泽,精神疲惫,皱纹丛生。

李渔反对白昼寝卧,但他强调夏季特别是长夏时节必须有午睡。应当说,夏季最需要午睡,其他三季亦宜适当安排午睡。据瑞典科学家研究,午睡有利于预防心脏病,每天午睡30分钟,可使心脏病的发病率降低30%。他们发现,地中海沿岸居民,与北欧相比较,罹患心脏病的比例低得多,原因是前者有午睡的习惯,而后者没有。故一年四季均有安排午睡的必要,但应注意两点:一是午餐后不可立即就睡,当先休息20分钟左右;二是午睡时间不可过长,一般以半个小时为宜,最多不要超过1个小时。午睡时间过长,不但直接影响夜晚睡眠,而且还会带来其他种种副作用。

谈到睡眠的地点,李渔提出了两项要求:一是安静,二是凉爽。卧室一定要安静,如有噪音,自然影响入睡,这是不难理解的。卧室又必须凉爽,倘若气温太高,同样使人难以入睡。曾经有人做过实验,设计一种用电池来控制温度的枕头,让枕头的温度低于体温 10℃，竟然收到了使人提前入睡并可提高睡眠质量的良好效果。

至于谈到人的忙闲与心理状态对睡眠的影响，李渔的论述更是非常合乎实际，无不使人备受启发。睡眠时心情应高度入静，安闲自在，绝不可瞻前顾后，思东想西，即使有再多再急切的事务，也应先搁置下来，安安稳稳地思睡。只有真正做到"先睡心"，才有可能确保睡眠质量。否则必然以失眠告终。

李渔最后指出，为人要善良，绝不可干坏事，只有"半夜敲门不吃惊"的人，才能踏踏实实地睡个安稳觉。倘若为非作歹，作恶多端，时时为忧虑东窗事发而心惊肉跳，又哪有可能安然入睡呢？

2.坐

{名著选录}

从来善养生者，莫过于孔子。何以知之？知之于"寝不尸，居不容"二语。使其好饰观瞻，务修边幅，时时求肖君子，处处欲为圣人，则其寝也，居也，不求尸而自尸,不求容而自容;则五官四体,不复有舒展之刻。岂有泥塑木雕其形,而能久长于世者哉?"不尸""不容"四字,绘出一幅时哉圣人,宜乎崇祀千秋,而为风雅斯文之鼻祖也。吾人燕居坐法,当以孔子为师,勿务端庄而必正襟危坐,勿同束缚而为胶柱难移。抱膝长吟,虽坐也,而不妨同于箕踞;支颐丧我,行乐也,而何必名为坐忘?但见面与身齐,久而不动者,其人必死。此图画真容之先兆也。

{帮您解读}

自古以来善于养生的人,没有谁能超过孔子。凭什么知道呢?从"寝不尸,居不容"这两句话中便可知道。假使孔子喜欢修饰外表,一味追求形象庄重,时时刻刻要求像个正人君子,处处想要做个圣人,那么不论是寝卧,还是日常居家生活,不求尸卧(正面仰卧)也会尸卧,不求修饰容貌也会修饰容貌。这样一来,不论人体五官或四肢,都不会再有舒展自如的时刻。哪有泥塑木塑式的呆板形体,而能长久生存于世的呢?"不尸""不容"这四个字,画出了一个时髦圣人的生动形象。孔子该当享受千秋万代的崇敬祭祀,成为风雅斯文(高雅文化)的始祖呀!我们日常居家的坐法,应当以孔子为楷模,不要故意务求端庄而必定正襟危坐(指端端正正地坐着而显得很拘谨),不要如同被捆缚或被胶固似的呆板僵硬而不能随意活动。抱着双膝吟诵,虽说也是坐着,不妨像簸箕似的将两腿伸展开。托着下巴忘掉情思而坐,就是为了行乐,又何必非图一个"坐忘"(指忘掉物我是非,乃是道家的一种修炼方法)的名声不可呢?只要看到谁头面与身子齐平,长时间不移动,那么此人就将必死无疑。这是绘画真容(本为肖像,在此实指遗像)的先兆。

专家点评

本篇虽然以坐为题,其内容却远远超出了坐的范围。"寝不尸,居不容",这是孔子的话,出自《论语·乡党》。意即寝卧时不宜正面仰卧,平常居家生活不可过于修饰容貌。李渔引用此话,表明在日常生活中清规戒律不可太多,不可处处用正人君子乃至圣人的形象来要求自己。清规戒律太多,故意装扮成高大形象,就会使人无所措手足,不能活动自如,必定导致怏怏不乐,反而对养生很不利。而生活随和,活动自如,则有利于行乐,因而对养生有利。话又说回来,所谓"居不容",只是表明不要过分追求修饰打扮;但也绝不可蓬头垢面,外貌可憎,倘若那样,势必带来诸多的负面影响。只有适度注意容貌的修饰打扮,才真正有利于身心健康。

3.行

{名著选录}

贵人之出,必乘车马。逸则逸矣,然于造物赋形之义,略欠周全。有足而不用,与无足等耳,反不若安步当车之人,五官四体皆能适用。此贫士骄人语。乘车策马,曳履搴裳,一般同是行人,只有动静之别。使乘车策马之人,能以步趋为乐,或经山水之胜,或逢花柳之妍,或遇戴笠之贫交,或觅负薪之高士,欣然止驭,徒步为欢;有时安车而待步,有时安步以当车,其能用足也,又胜贫士一筹矣。至于贫士骄人,不在有足能行,而在缓急出门之可恃。事属可缓,则以安步当车;如其急也,则以急行当车马。有人亦出,无人亦出;结伴可行,无伴亦可行。不似富贵者假足于人,人或不来,则我不能即出,此则有足者若无,大悖谬于造物赋形之义耳。兴言及此,行殊可乐!

帮您解读

地位高贵之人外出,总是乘车骑马。安逸倒是很安逸了,但对于上天赋予人体结构的意义来说,却不够周全。有双腿而不用于走路,与没有脚也就无区别了,反而比不上安步当车的人,其五官与四肢都能适用。这是贫苦人胜过富贵者所说的话。乘车骑马,与穿着鞋子卷起裤腿走路,同样都是旅行在外之人,只有动和静的区别。假使乘车骑马之人,能够以步行当作快乐,或者经过山川秀美的名胜之地,或者遇到花柳妍艳,或者遇上戴斗笠的贫困朋友,或者碰见挑负木柴的高人雅士,很高兴地立即停止乘车骑马,以徒步行走欣然取乐,有时车行缓慢等待走路,有时行走缓慢而以安步当车,他们同样能使用双脚走路,这就比贫士更胜一筹了。至于贫士之所以胜过富贵人,并不在于能够利用两脚走路,而是在紧急关头依靠步行就可解决问题。事情可以缓办的,即可用安步当车的方法出门办理;如果事情很紧急,也可用急速步行的方法代替车马。有人帮助可出门,无人帮助也可出门;有伙伴可出行,没有伙伴亦可出行。不像那些富贵者必须凭借他人的足力,人家或者不来,我就不能即时外出,这就叫有脚等于没有脚,是大大违背上天赋予人体结构之意义的。每次很兴奋地说到这一点,便觉得步行实在令人非常快乐!

﹛专家点评﹜

李渔在本篇中指出,安步可以当车,与其乘车骑马,倒不如徒步行走。尤其在紧急关头,如果自己不能行走,一心依赖外力,就可能丧失生存能力。徒步行走"殊可乐",可以给人带来极大的乐趣,十分有利于养生保健。

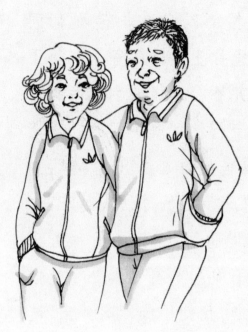

李渔的看法很正确。我们今天讲究养生，更要重视步行。世界卫生组织早在1992年就明确指出，世界上最好的运动是步行，既简便易行，又能强身健体。只要准备一双舒适的鞋子，便可充满激情地上路行走。步行的好处很多，兹略举数条如下：

第一，步行能改善心情，增添乐趣，使人精神愉悦，有利于减轻和防治抑郁症。长期坚持步行能有效地缓解社会竞争所带来的压力和挫折心理，使人保持乐观、自信、开朗、积极的生活态度；可以改变心境，减少不良应激反应，改善睡眠质量，减少焦虑和抑郁等负面情绪的发生，增强应对生活中各种压力的能力。据美国科学家研究，快走或慢跑能使人体内的脑啡肽含量增加，脑啡肽是大脑分泌的一种生化物质,具有类似于吗啡的作用,既能止痛,又可使人产生一种特殊的欣快感。据美国精神病专家的统计,他们诊治的病人约有70%患有精神抑郁症,经快走或慢跑一个月后,80%~85%的抑郁症患者均迅速获益,其效果远远超过药物治疗。

第二,步行可增加能量消耗,有助于降脂减肥。快走或慢跑,可使脂肪化作机体的能源而不断予以消耗,行走的时间越长,则脂肪的消耗越多。经常有规律地步行或慢跑,就能有效地消耗体内多余的脂肪,既有利于调节体内脂肪的比例,又有利于预防超重和肥胖。

第三,老人快步行走可改善脑功能,增强记忆力。据美国匹兹堡大学有关专家的研究,老人经常快步行走,可使大脑海马区增大,这对防治老年人脑萎缩、记忆力下降乃至老年性痴呆症等都很有帮助。

第四,步行能改善骨骼和肌肉的质量。经常快步行走或慢跑,可以增强骨骼的物质代谢,防止无机成分的丢失，改善其与有机成分的比例，使骨骼的弹性、韧性增加。这样，也就有助于预防骨质疏松症，延缓退行性关节的变化，预防和消除关节炎的某些症状。经常步行还能使肌肉体积增大、重量增加，并刺激肌纤维收缩而使其蛋白含量增加，因而有助于延缓和防止肌肉衰退。

第五，步行对延年益寿很有帮助。欧洲预防医学会 2012 年年会在都柏林（爱尔兰首都）举行。在此次年会上，丹麦哥本哈根心脏研究项目组专家发表研究报告称，有规律的慢跑或快步行走，是延年益寿的最佳选择。其统计数据显示：慢跑可使男性增加 6.2 年寿命，也能让女性多活 5.6 年。哥本哈根的有关专家还表示，每周进行一次 1~2.5 小时的慢跑，有最佳的延年益寿效果。

那么每天应当怎样安排步行呢？一般来说，成年人每天至少应当进行累计相当步行 6 000 步的体力活动。以 1 000 步作为计算单位，将其他各种体力活动换算成 1 000 步的活动量或能量消耗。例如：骑自行车 7 分钟相当于行走 1 000 步，拖地板 8 分钟相当于 1 000 步，每日的各种基本活动加起来相当于 2 000 步。假若某人上下班骑车 30 分钟，回家后又拖地板 10 分钟，加上其他活动，很容易便可达到 6 000 步这一最低目标。为了强身健体起见，每天的步行总量至少应当达到 10 000 步以上。

树老先老根，人老先老腿。老年人锻炼腿脚的走路能力十分重要，并要求能够达到一定的距离和速度。有资料表明，60~70 岁的人，一次应能连续行走 700 米以上；71~80 岁的人，一次应能连续行走 400 米以上。若能达到上述标准，说明腿功能尚可；若达不到，则表明腿脚已衰老。在速度方面，若能每 10 分钟行走 600 米以上，说明腿脚功能还不错；若低于 250 米则太慢，说明腿脚已衰老。

凡锻炼性的行走，当以快走或慢跑为好。据丹麦根毕斯普杰格大学一项研究发现，每天快走或慢跑，可以使心脏病和中风的危险降低 50%。但是每天以闲散步行走 1 个小时却起不到此种作用。由此

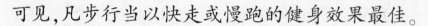

可见,凡步行当以快走或慢跑的健身效果最佳。

4.谈

读书,最乐之事,而懒人常以为苦;清闲,最乐之事,而有人病其寂寞。就乐去苦,避寂寞而享安闲,莫若与高士盘桓,文人讲论。何也?"与君一夕话,胜读十年书。"既受一夕之乐,又省十年之苦,便宜不亦多乎?"因过竹院逢僧话,又得浮生半日闲"。既得半日之闲,又免多时之寂,快乐可胜道乎? 善养生者,不可不交有道之士;而有道之士,多有不善谈者。有道而善谈者,人生希(稀)觏,是当时就日招,以备开聋启瞆之用者也。即云我能挥尘,无假于人,亦须借朋侪启发,岂能若西域之钟虡,不叩自鸣者哉?

读书本是一件最为快乐的事,而懒惰的人却把它当作苦差事;清闲也是一件非常快乐的事,却有人嫌它太寂寞。靠近快乐而远离痛苦,避开寂寞而享受安闲,没有什么比得上与高人雅士互相交往、共同讨论问题那么好的了。为什么呢？有人形容互相交谈的好处时说："与君一夕话，胜读十年书。"既能享受一夕之快乐，又可省去十年的辛苦，从中所获得的便宜难道还不多吗？唐代诗人李涉有两句诗说："因过竹院逢僧话，又得浮生半日闲。"既可得到半天的清闲，又可避免长时间的寂寞，这种快乐哪能说得完呢？善于养生的人，不能不与有道德学问的人士交朋友，但这类有道之士又大多不善言谈。有道德学问而又善于言谈的人，平生很少能够遇见，因此对于这样的高人应当经常前往登门拜访，或者请他来家做客，以便受到启迪和扩展视听见闻。一个人就算自己能够克服缺点，不必依赖别人，也必须借助于朋友的启发帮助，又哪能像西域来的自鸣钟那样，不待叩击就自动发声呢？

{专家点评}

本篇专论谈话之乐。李渔认为，有人嫌读书太苦，又嫌生活清闲太寂寞，唯有与有道之士交谈最令人惬意。所谓有道之士，系指有道德学问的人。

"与君一夕话,胜读十年书。"若能与道德学问都很高的人士交上朋友,与之互相交谈,既可开阔眼界,令人茅塞顿开,又可增长新的知识,获得新的信息;还能在思想品德修养等方面得到很大的提高,并可带来极大的生活乐趣。故李渔的此一论述是十分可取的。

其实互相谈话也是一种治病手段,某些疑难病症亦可用"话疗"作为辅助治疗的方法之一。例如癌症患者在进行放化疗法的同时,由家人或亲友尤其是懂得医学,而具有广博知识的亲友出面,与之进行关心、体贴和开导式的谈话,使其放下思想包袱,增强治疗信心,这对疾病的治愈和争取早日康复是大有帮助的。倘能正确使用"话疗",不仅能让患者及时摆脱不良情绪,而且其家人或亲友自身亦可从中得到极大的精神安慰。

5.沐浴

{名著选录}

盛暑之月,求乐事于黑甜之外,其唯沐浴乎!潮垢非此不除,浊污非此不净,变蒸暑毒之气亦非此不解。此事非独宜于盛夏,自严冬避冷,不宜频浴外,凡遇春温秋爽,皆可借此为乐。而养生之家则往往忌之,谓其损耗元神也。吾谓沐浴既能损身,则雨露亦当损物,岂人与草木有二性乎?然沐浴损身之说,亦非无据而云然。予尝试之,试于初下浴盆时,以未经浇灌之身,忽遇澎湃奔腾之势,以热投冷,以湿犯燥,几类水攻。此一激也,实足以冲散元神,耗除精气。而我有法以处之,虑其太激,则势在尚缓;避其太热,则利于用温。解衣磅礴之秋,先调水性,使之略带温和,由腹及胸,由胸及背,唯其温而缓也,则有水似乎无水,已浴同于未浴。俟与水性相习之后,始以热者投之,频浴频投,频投频搅,使水乳交融而不觉,渐入佳境而莫知,然后纵横其势,反侧其身,逆灌顺浇,必至痛快其身而后已。此盆中取乐之法也。至于富室大家,扩盆为屋,注水为池者,冷则加薪,热则去火,自有以逸待劳之法,想无俟贫人置喙也。

｛帮您解读｝

　　盛夏酷暑之月,求乐之事除了睡眠之外,大概要算洗澡了吧！如不洗澡潮垢无法除去,污浊之物也洗不净,炎热熏蒸的暑毒之气更是无法解除。洗澡之事非但适宜于盛夏, 除了严寒的冬季为了避寒,不宜频频洗澡之外,凡遇春季温暖或秋季爽朗之时,均可借洗澡获得快乐。然而养生家却往往禁忌洗澡,说是会损伤元神。我说洗澡既会损伤身体,那么雨露也应损伤草木,难道人与草木不都是生物吗?但是洗澡损身的说法,也不是毫无根据的言论。我曾亲自做过试验。在刚开始下浴盆时,如果未在身上先浇水适应一番, 贸然进入热气蒸腾的浴盆,用热水浸泡冷身体,用水湿对付干燥之身,几乎等于遭受水攻。此种刺激太强烈,确实会冲散元神,损耗人的精气。我却有办法解决这个问题。担心刺激太强,则希望缓和一点;为了避开水温太热,则只用温水。在利索地脱衣之时,先调节水温,使之略带几分温和。由腹部到胸部,由胸部到背部,要用温水缓慢地浇洗,就不会感到有水的刺激,已经洗浴了也好像没有洗浴一般。等到人体与水性相适应之后,再加入热水,边洗边加,边加边搅和,使得冷热交融舒适,渐入佳境,而人却浑然不知有任何刺激感。然后可以随意变换姿势,反复转身倒着洗或顺着洗,直到全身都很痛快才罢休。这是用盆子洗澡取乐的方法。至于有钱的大户人家,把浴盆扩展成澡堂,在室内建造浴池注水加温,水凉了就加柴,水热了就撤火,自然有一套以逸待劳的方法,想来是不必等待我这种贫人多嘴的。

{专家点评}

本篇专论洗澡之乐。李渔认为,炎暑盛夏固然要多洗澡,其他三季除了严冬可少洗之外,春、秋两季也应适当多洗。并讲了洗浴的各种注意事项,只要洗澡的方法得当,就可带来无穷的乐趣。他还谈了自己如何快乐洗澡的切身体会,大多可供参考。经常洗澡既能改善个人的清洁卫生,又能促进身心健康。现年108岁的周有光是我国著名的语言学家,他在谈到自己的长寿秘诀时,其中就有坚持天天洗头洗澡一条。由此可知,坚持经常洗澡是有利于健康长寿的。

6.听琴观棋

﹛名著选录﹜

弈棋尽可消闲,似难借以行乐;弹琴实堪养性,未易执此求欢。此琴必正襟危坐而弹,棋必整槊横戈以待。百骸尽放之时,何必再期整肃?万念俱忘之际,岂宜复较输赢?常有贵禄荣名付之一掷,而与人围棋赌胜,不肯以一着相饶者,是与让千乘之国,而争箪食豆羹者何异哉?故喜弹不若喜听,善弈不如善观。人胜而我为之喜,人败而我不必为之忧,则是常居胜地也;人弹和缓之音而我为之吉,人弹嘶杀之音而我不必为之凶,则是长为吉人也。或观听之余,不无技痒,何妨偶一为之,但不寝食其中而莫之或出,则为善弹善弈者耳。

﹛帮您解读﹜

下棋尽管可以消闲,似乎很难借它行乐;弹琴

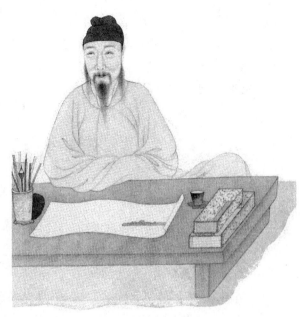

能够修养心性,却不容易靠它求欢。这琴在弹的时候必须正襟危坐,下棋时又必须像作战似的准备武器严阵以待。全身都在放松之时,又何必弄得那么严整紧张?在万种思念全都抛弃忘记之时,哪能再去计较输赢?经常有能把荣华富贵抛弃在一边的人,却在下棋时十分计较输赢,连一着也不肯饶,这就好比是千乘之国(拥有一千辆战车的国家),要与人争夺一碗饭一杯羹那样又有什么不同呢?所以喜欢弹琴不如喜欢听琴,善于下棋不如善于观棋。人家赢了我为之欣喜,人家输了我不必为之忧虑,就能经常处于不败之地。人家能弹奏柔和美妙之音乐我感到吉祥,人家弹奏急促的噪音我不会感到凶险,这样就可长做吉祥之人。有时在观棋听琴完毕之后,难免有跃跃欲试之感,不妨亲自动手偶尔实干一番,但不可废寝忘食地沉溺于其中,这才是善于弹琴下棋的人。

{专家点评}

本篇专论听琴观棋之乐。李渔认为弹琴对技艺的要求很高,一下子很难弹出美妙和谐的乐音,故不如听人演奏更好。下棋本是为了娱乐,有的人过于计较棋弈的输赢,甚至为一着一子争吵不休,不欢而散,此种棋风实在不可取。所以他愿意观棋而不爱下棋。应当指出,学会弹琴或其他乐器,适当地下下棋,对促进身心健康是有一定帮助的。

7.浇灌竹木

{名著选录}

"筑成小圃近方塘,果易生成菜易长;抱瓮太痴机太巧,从中酌取灌园方。"此予山居行乐之诗也。能以草木之生死为生死,终可与言灌园之乐,不则一灌再灌之后,无不畏途视之矣。殊不知草木欣欣向荣,非止耳目堪娱,亦可为艺草植木之家助祥光而生瑞气。不见生财之地万物皆荣,退运之家群生不遂?气之旺与不旺,皆于动植验之。若是则汲水浇花,与听信堪舆,修门改向者无异也。不视为苦,则乐在其中。督率家人灌溉,而以身任微勤,节其劳逸,亦颐养性情之一助也。

{帮您解读}

"筑成小圃近方塘,果易生成菜易长;抱瓮太痴机太巧（用瓦瓮浇水太笨拙而用机械浇水又太灵巧）,从中酌取灌园方。"这是我所撰写的山居行乐诗。一个人能把草木的生死看成自己的生死,才可以与他谈论浇灌园林的乐趣。不然则在浇灌一两次之后,没有不怕麻烦而中止的了。却不懂得草木长得欣欣向荣,不但使人耳目愉悦,也可为种植草木的人家增添祥瑞之气。难道没有看到生财之地万物都很繁荣,而倒霉衰败的人家各种生物全都生长不好吗？气势的旺与不旺,都从动植物中得到验证。如果这样则汲水浇灌花木,如同听信风水、修改门窗并无两样。不把此事看成苦差事,乐趣也就在其中了。督促和率领家人进行浇灌,自己也干些轻微的活儿,做到劳逸结合,这对颐养性情也是很有帮助的。

⫷专家点评⫸

李渔认为,建造园圃,种植花木,让家人和自己一起,经常做些浇灌和养护花木一类力所能及的劳动,做到劳逸结合,可以获得多方面的效益。看到花木长得欣欣向荣,居住环境得以美化,自然心旷神怡,可以增添不少乐趣,进而对促进身心健康非常有利。李渔又说,庭院中花木的荣枯,可以反映出一个家庭的气势是否旺盛。这确有一定道理。因为兴旺之家勤于浇灌养护,花木自然繁茂;衰败之家无心浇灌养护,草木也就随之枯萎凋零了。

二 《闲情偶寄·颐养部》论止忧

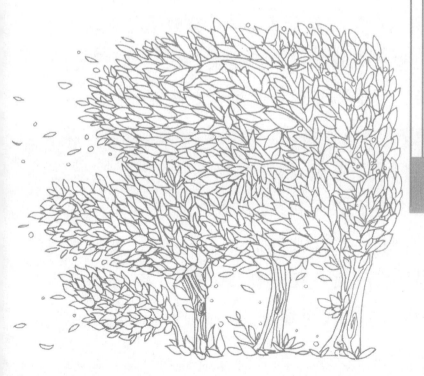

（一）止忧概说

﹛名著选录﹜

忧可忘乎？不可忘乎？曰：可忘者非忧，忧实不可忘也。然则忧之未忘，其何能乐？曰：忧不可忘而可止，止则所以忘之也。如人忧贫，而劝之使忘，彼非不欲忘也，啼饥号寒者迫于内，课赋索逋者攻于外，忧能忘乎？欲使贫者忘忧，必先使饥者忘啼，寒者忘号，征且索者忘其逋赋而后可，此必不得之数也。若是则"忘忧"二字徒虚语耳。犹慰下第者以来科必发，慰老而无嗣者以日后必生，迫其不发不生，亦止听之而已，能归咎慰我者而责之使偿乎？语云："临渊羡鱼，不如退而结网。"慰人忧贫者，必当授以生财之法；慰人下第者，必先予以必售之方；慰人老而无嗣者，当令蓄姬买妾，止妒息争，以为多男从出之地。若是则为有裨之言，不负一番劝谕。止忧之法，亦若是也。忧之途径虽繁，总不出可备、难防之二种，姑为汗竹，以代树萱。

帮您解读

忧愁可以忘记吗,还是不能忘记呢?回答说:能够忘记的算不上忧愁,是忧愁就忘不了。然而忘不了忧愁,又将如何得到快乐呢?回答说:忧愁虽然忘不了,却可以解除,解除忧愁也就等于忘掉了忧愁。如果有人为贫困而忧愁便劝导他忘掉,他并非不想忘掉,家中有饥寒交迫的人哭叫,外边有催交租税债务的人相逼,这种忧愁哪能忘得了呢?要想使贫困之人忘掉忧愁,就必定要让饥寒交迫的家人停止哭叫,让征税收债之人停止索取欠交的税赋债务才行,这必定是办不到的。假若如此则"忘忧"二字就是虚言空话了。好比安慰落榜考生下次一定能考取,安慰没有子嗣的老年人日后一定会生子,等到往后没有考上,没有生儿子,也只能作罢了,难道还能叫安慰者予以赔偿吗?古话说:"临渊羡鱼,不如退而结网。"要劝慰为贫困而忧虑的人,必须先向他传授发财致富的方法;安慰落榜的人,先告诉他如何备考取胜的诀窍;安慰老而无子的人,先告诉他怎样蓄养姬妾,制止互相嫉妒纷争,为多生儿子创造条件。这样才算是有益的话语,才不会辜负一翻劝慰。消除忧愁的方法也是这样。忧愁的来路虽然很多,但总不外乎可以预防和不可预防两个大类,姑且书写出来,聊以起到萱草解忧的作用。

{专家点评}

这是《闲情偶寄·颐养部》所载"止忧第二"的概述。李渔认为要想停止即解除忧愁,必须摸清忧愁的来源,找到解除忧愁的方法和诀窍。否则劝人止忧只是一句空话。其中所论方法大多可取,唯有劝老而无子者蓄买姬妾一条,乃古代一夫多妻制旧风习的反映,而在今天则绝对不可行。

(二)止眼前可备之忧

{名著选录}

拂意之境,无人不有,但问其易处不易处,可防不可防。如易处而可防,则于未至之先,筹一计以待之。此计一得,即委其事于度外,不必再筹,再筹则惑我者至矣。贼攻于外,而民扰于中,其可乎?俟其

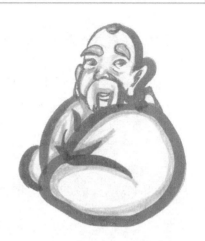

既至，则以前画之策取而予之，切勿自动声色。声色动于外，则气馁于中。此以静待动之法，易知亦易行也。

｛帮您解读｝

违背意愿的事，谁都会碰到，只看是否容易处理，是否可以防止。知道容易处理即可预防，就在事情未发生之前，做好筹划来对付它。有了这一计策，便可将所忧之事置之度外，不必再去策划，否则就要产生疑惑了。好像一个城市外有贼寇攻打，内有居民扰乱，那样怎能行呢？等到忧患来了，就以前面筹划的计策来对付，要不动声色。若外面动了声色，里面的正气就散失了。这是以静待动的方法，容易知道而又容易实行。

｛专家点评｝

本篇认为，对于某些可以预见到的忧患，当事先作好策划，临事沉着应战，冷静处理，心中方寸不乱，往往能够取得良好的效果。这实际上所采取的

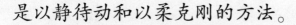
是以静待动和以柔克刚的方法。

(三)止身外不测之忧

{名著选录}

不测之忧,其未发也,必先有兆。现乎著龟,动乎四体者,犹未必果验。其必验之兆,不在凶信之频来,反而在吉祥之事太过。乐极悲生,否伏于泰,此一定不移之数也。命薄之人有奇福,必有奇祸;即厚德载福之人,极祥之内,亦必酿出小灾。盖天道好还,不管尽私其人,微示公道于一线耳。达者处此,无不思患预防,谓此非善境,乃造化必忌之数,而鬼神心瞷之秋也。萧墙之变,其在是乎!止忧之法有五:一曰谦以省过,二曰勤以砺身,三曰俭以储费,四曰恕以息争,五曰宽以弥谤。率此而行,则忧之大者可小,小者可无,非循环之数,可以窃逃而幸免也。只因造物予夺之权,不肯为人所测识,料其如此,彼反未必如此,亦造物者颠倒英雄之惯技耳。

{帮您解读}

不可预测的忧患,当其未发生之前,必定有先兆。靠龟甲蓍草占卜显现出来的,及周身四肢的活动中所表露出来的,也未必真的灵验。那些忧患必定到来的先兆,不在于险恶的信息频频传来,反而在于吉祥之事传导过多所致。乐极生悲,灾祸潜伏在安泰之中,这是不可改变的规律。命薄无福之人如遇奇福,便有奇祸在后面等着。即便是德高福厚之人,在极度吉祥之内,也必定酝酿出小的灾祸。因天道喜欢轮回,不会偏心地把好处专给某个人,也要略微显示一下其公道呢。达观的人处在这吉祥的顺境之中,无不事先考虑预防忧患,认为这不一定是什么好事,乃是造化者(天地自然)所忌讳的盈满之数,也是鬼神乘机窥视的时候。内部如果出现什么变故,大约也在此时啊!消除忧愁的方法大致有五个方面:一叫谦虚以减少过错,二叫勤劳以磨砺身体,三叫俭朴以储蓄金钱费用,四叫饶恕忍让以便停止争斗,五叫心怀宽广厚道以便消除诽谤。一切都按这五条原则行事,那么忧患可以由大变小,小者则可变无。只要不是天命轮回注定,是可以逃离忧患而幸免于难的。只因造物者掌握着生杀予夺的大权,不肯让人识破,你预料它会这样,它反而不这么做,这也是造物主颠倒英雄惯用的伎俩。

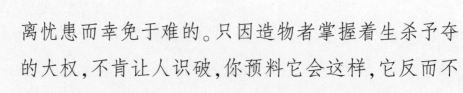

{专家点评}

本篇指出,人在极度欢乐和吉祥如意之时,反而容易产生忧患,乃至招来灾祸与失败。这是由于处在一帆风顺之时,最易被胜利冲昏头脑,往往骄横放纵,目空一切,故易招来祸害。与之相反,人处逆境时,大多小心谨慎,丝毫不敢狂放懈怠,因而能够防患于未然,使坏事转变成好事。有鉴于此,李渔因而提出了止忧五法:即谦以省过,勤以砺身,俭以储费,恕以息争,宽以弥(弭)谤。这五条既是做人处世的行为标准,也是养生保健的重要原则,很有积极意义。倘能照着去做,则既能改善人际关系,又可以预防或免除忧患与祸害,而且对身心健康和事业的成就来说,实有百利而无一害。故此文很值得人们认真一读,读后必将深受教益和备受启发。

三 《闲情偶寄·颐养部》论调饮啜

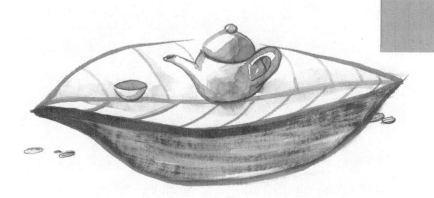

(一)太饥勿饱

⸨名著选录⸩

欲调饮食，先匀饥饱。大约饥至七分而得食，斯为酌中之度，先时过早，过时则迟。然七分之饥，亦当予以七分之饱，如田畴之水，务与禾苗相称，所需几何，则灌注几何，太多反能伤稼，此平时养生之火候也。有时迫于烦冗，饥过七分而不得食，遂至九分十分者，是谓太饥。其为食也，宁失之少，勿犯于多。多则饥饱相搏而脾气受伤，数月之调和，不敌一朝之紊乱矣。

⸨帮您解读⸩

要想调理饮食，首先必须调匀饥饱。大约感到七分饥饿时进食，这是比较适中的，提前吃太早，推迟吃则太晚。然而在七分饥饿时进食，吃饭也应吃到七分饱。如同田亩中的水，其多少务必与禾苗相称，需要多少水，就灌多少水，太多反而损伤庄稼，这就是平时养生应当掌握的火候。有时忙于繁多的事务，饥饿超过七分而不能进食，一直要等饥饿到九分十分才进食,这就叫做太过于饥饿了。即使等到此时才吃饭,仍是宁可少吃,不要吃得太多。倘若吃得太多,腹内饱胀难耐,就会损伤脾气。几个月的调理之功,就会被一时的饱食所破坏而紊乱不堪了。

{专家点评}

李渔在此提倡每餐饭只吃七分饱,不可超过,并且提出了进食"宁失之少,勿犯于多"的原则,都是十分可取的。现今提倡少食已经成了公认的一条长寿原则。因为细胞死亡是引起衰老的重要因素,而少食使人处于轻微饥饿状态则可激发体内潜能,并能防止细胞死亡,因而有利于长寿。又据瑞典歌德堡大学一项研究发现,少摄取热量有利于延缓衰老,并对推迟糖尿病、癌症等的发生很有帮助。他们还发现,人体内有一种叫氧化还原酶的东西,可延缓人体老化,而减少热量摄入就能有效地激活此种酶的活性。此外,这种酶还可有效地保护人体内的基因物质。由上可知,适度节食和少食,无疑对健康长寿很有裨益。

(二)怒时哀时勿食

╣名著选录╠

喜怒哀乐之始发,均非进食之时。然在喜乐犹可,在哀怒则必不可。怒时食物易下而难消,哀时食物难消亦难下,俱宜暂过一时,候其势之稍杀。饮食无论迟早,总以入肠消化之时为度。早食而不消,不若迟食而即消。不消即为患,消则可免一餐之忧矣。

╣帮您解读╠

喜怒哀乐等情绪刚刚发生,都不是进食的时候。然而喜与乐尚可,在悲哀与愤怒之时则必定不可进食。愤怒之时食物容易吃下而难以消化,悲哀之时食物难以消化且难以吃下,都应暂时等待一会儿,等到情绪稍微消减以后再吃。饮食无论早吃迟吃,总应以进入肠道以后能够消化为准则。早吃而不消化,不如迟吃而能迅速消化。不消化即是疾患,能消化则可免除进餐以后的忧虑。

╣专家点评╠

李渔在本篇中指出,人在愤愤悲忧之时绝对不可进食，一定要等情绪平稳下来之后才能进食。认为在情绪恶劣之时进食，就可能带来下列三个方面的危害：一是情绪不好，没有食欲，根本吃不下东西；二是情绪不佳时勉强进食，吃了也不消化，徒然增加胃肠负担；三是情绪恶劣时强行进食，非但食物不能消化，而且还会成为致病因素，除了直接损伤肠胃之外，还会招致其他种种疾病。李渔的看法很对，十分可取。

吃饭之时，一定要保持轻松愉快的良好情绪。早在《吕氏春秋》中就指出："凡食之道，无饥无饱，是之谓五脏之葆（宝）。口必甘味，和精端容，将之以神气，百节娱欢，咸进受气。"意思是说，进

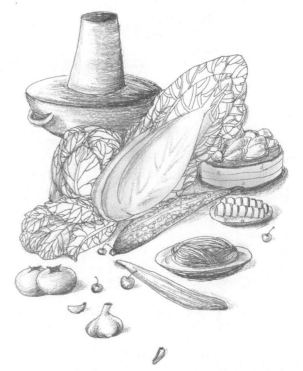

食的原则,既不可吃得太少,更不可吃得太饱,食量适度则有利于养护五脏。所谓口必甘味,是说吃饭时应当胃口大开,食欲旺盛,并要专心致志地集中精力吃饭,保持欢悦快乐的情绪,这样才能消化吸收食物中的营养物质,使全身都能得到补益。李渔之所论,正是对此类论述的继承与发扬,因而值得予以充分肯定。

(三)倦时闷时勿食

{名著选录}

倦时勿食,防瞌睡也。瞌睡则食停于中,而不得下。烦闷时勿食,避恶心也。恶心则非特不下,而呕逆随之。食一物,务得一物之用。得其用则受益,不得其用,岂止不受益而已哉!

{帮您解读}

疲倦之时不要进食,防止打瞌睡。瞌睡之时如果吃饭,则食物停留在中焦,而不可能往下走。烦闷之时不可进食,避免出现恶心的症状。恶心之时非但饮食吃不下,而且呕吐呃逆之症也会随之发生。

吃进一种食物,务必得到此种食物的滋补作用。得到滋补作用就有益,如不能发挥滋补作用,哪里只是不受益而已呢?恐怕还会造成危害啊!

{专家点评}

李渔在此指出,人体处于过度疲倦或心情烦躁郁闷之时,亦不可进食;如果勉强进食,非徒无益,反而有害。当过度疲倦时,应当先休息,然后再进食;当烦躁郁闷之时,当先缓解此种不良情绪,务必要等心态良好之后再进食。一个人只有在精力充沛、心情愉悦等条件下进食,食欲才会旺盛,食物才能顺利消化,也才有可能全面充分地吸收其营养。故李渔所说倦时闷时勿食,同样是十分可取的。

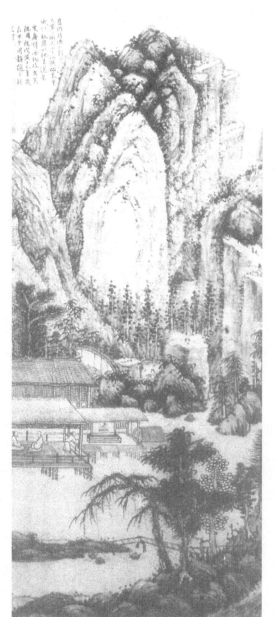

四 《闲情偶寄·颐养部》论节色欲

（一）房事概说

名著选录

行乐之地，首数房中。而世人不善处之，往往启妒酿争，翻为祸人之具。即有善御者，又未免溺之过度，因以伤身，精耗血枯，命随之绝。是善处不善处，其为无益于人者一也。至于养生之家，又有近姹远色之二种，各持一见，水火其词。噫，天既生男，何复生女，使人远之不得，近之不得，功罪难予，竟作千古不决之疑案哉！

予请为息争止谤，止一公评：则谓阴阳之不可相无，犹天地之不可使半也。天苟去地，非止无地，亦并无天。江河湖海之不存，则日月奚自而藏？雨露凭何而泄？人但知藏日月者地也，不知生日月者亦地也；人但知泄雨露者地，不知生雨露者亦地也。地能藏天之精，泄天之液，而不为天之害，反为天之助者，其故何居？则以天能用地，而不为地所用耳。天使地晦，则地不敢不晦；迫欲其明，则又不敢不明。水藏于地，而不假天之风，则波涛无据而起；土附于地,而不逢天之候,则草木何自而生？是天也者,用地之物也;犹男为一家之主,司出纳吐茹之权者也。地也者,听天之物也;犹女备一人之用,执饮食寝处之劳者也。果若是,则房中之乐,何可一日无之？但顾其人之能用与否,我能用彼,则利莫大焉。参苓芪术皆死药也,以死药疗生人,犹以枯木接活树,求其气脉之贯未易得也。黄婆姹女皆活药也,以活药治活人,犹以雌鸡抱雄卵,冀其血脉之通不更易乎？

凡借女色养身而反受其害者,皆是男为女用,反地为天者耳。倒持干戈,授人以柄,是被戮之人之过,与杀人者何尤？人问:执子之见,则老氏"不见可欲,使心不乱"之说,不几谬乎？予曰:正从此说参来,但为下一转语:"不见可欲,使心不乱;常见可欲,亦能使心不乱。"何也？人能屏绝嗜欲,使声色货利不至于前,则诱我者不至,我自不为人诱,苟非入山逃俗,能若是乎？使终日不见可欲而遇之一旦,其心之乱也,十倍于常见。可欲之人不如日在可欲之中,与此辈习处,则是"司空见惯浑闲事"矣,心之不乱,不大异于不见可欲而忽见可欲之人哉?老子之学,避世无为之学也。二说并存,则游于方之内外,无适不可。

﹛帮您解读﹜

行乐的地方,首先要推房中。然而世人很不善于处理此事,往往引发嫉妒与酿成争端。即使有善于处理交媾之事的,又未免过于沉溺其中,因而损伤身体,弄得精耗血枯,随之断送性命。不管是否善于处理房事,对别人都没有什么好处。养生家对此持有接近美女与远离女色两种对立的看法,二者各持己见,互相水火不容。唉,上天既然创生男人,何必又生女人,使人远离不得,接近不得,功罪难以评定,竟然成了一个千古的难题呢!

请允许我来说句公道话,以便平息人们的争执。我认为阴阳二者彼此都不可能没有对方,就好像天地二者彼此不能脱离对方而单独存在那样。天如果脱离地,那么非但没有地,天本身也就没有了。江河湖海都不存在了,日月将在何处可藏呢(按:古人误以为日月西落之后是藏在大海之中的)？雨露又将向何处宣泄呢？人们只知道地能藏日月，却不知道地也能生日月；人们只知道地可泄雨露，却不知道地也能生雨露。地能保藏天之精，又能宣泄天之液，而不致成为天的祸害，反而为天提供帮助，其缘故在哪里呢？这是因为天能利用地，却不被地所利用。天让地晦暗，地就不敢不晦暗；等到叫它光明，又不敢不光明。水藏在地上，若天不刮风，那么波涛就无法兴起；土附在地上，若不遇到合适的天气，草木又怎能生长呢？因此，天是利用地的东西，就好比男子为一家之主，能主司家中出纳吞吐的大权。地是听从天的东西，就像女人为男人所备用那样，担当操持饮食起居等家务劳动。如果真是这样，则房中之乐又有哪一天能缺少呢？但要看其人是否

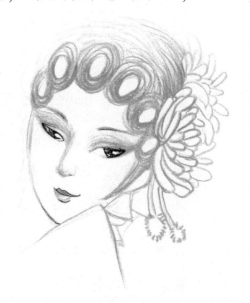

善于利用房事,只要善于利用,其所获利益之大再没有超过它的了。人参、茯苓、黄芪、白术之类都是枯死了的植物药,用死药来治疗活人,求其气血经脉贯通是很不容易的。不管黄脸婆或美女都是活药,用活药治活人,就好比用雌鸡去孵化已受雄鸡之精的鸡蛋那样,希望做到血脉贯通不是很容易吗?

凡是想借女色来补养身体却反而受害的人,都是男子为女人所用,是把天和地的位置相颠倒了。倒持干戈一类兵器而授人以柄,这是被杀者本身的过错,与杀人者有何相干呢?有人询问:按照你的意见,那么老子曾经说过"不见可欲,使心不乱"一类的话,不是几乎说错了吗?我回答说:正是参考了老子此语才这么说的,不过下面应当转接一句,故改成"不见可欲,使心不乱;常见可欲,亦能使心不乱。"为什么呢?一个人能够摒除和断绝嗜欲,使声色货利不出现在眼前,则引诱我的东西没有来到,我当然不会被别人诱惑;假使不是逃到深山老林躲避起来,能够做到那样吗?倘若整天不见可欲之物而一旦遇上了,其内心被迷惑而混乱不堪,其严重程度比经常见到要超过十倍。不如让有嗜欲之人整天处在可欲者的诱惑之中,与此类人员朝夕相处而习以为常,就称得上是"司空见惯浑闲事"了,心中不惑乱,不是与不见可欲而忽然见到可欲者大不相同吗?老子的学说,是避世无为的学说;我李渔的学说,是平常居家办事且多与人交往的学说。两种学说并存,则不论游于世内或世外,都是行得通的。

〔专家点评〕

上面选录了《闲情偶寄·颐养部》"节色欲第四"的概述,其中有些话经常被人反复引用。本篇主要论述人们应当怎样正确对待房事。李渔认为,房事是人生最大的快乐之一,但必须善于处理,处理得当则备受其益,处之不当则深受其害。养生家对房事持有两种互相对立的看法:一种叫"近姹",即接近美女;一种叫"远色",即远离色欲。李渔认为对待房事既不可远离,亦不可沉溺。完全断绝色欲是不可取的。他说:"阴阳之不可相无,犹天地之不可使半也。天苟去地,非止无地,亦并无天。"又说:"房中之乐,何可一日无之?但顾其人之能用与否,我能用彼,则利莫大焉。"这些对于两性生活来说,可谓经典之论,故至今仍然被人反复引述。但通观全篇,也流露出重男轻女和男尊女卑的偏见;同时在天文知识方面,亦存在着某些错误的看法,这是阅读时应当予以注意和酌加分辨的。

(二)节快乐过情之欲

{名著选录}

乐中行乐,乐莫大焉。使男子至乐,而为妇人者尚有他事萦心,则其为乐也,可无过情之虑。使男妇并处极乐之境,其为地也,又无一人一物搅挫其欢,此危道也。决尽堤防之患,当刻刻虑之。然而但能行乐之人,即非能虑患之人;但能虑患之人,即是可以不必行乐之人。此论徒虚设耳。必须此等忧虑历过一遭,亲尝其苦,然后能行此乐。噫!求为三折肱之良医,则囊中妙药存者鲜矣,不若早留余地之为善。

⌇帮您解读⌇

在快乐之中追寻快乐,再没有什么别的能比得上这种快乐了。在行房过程中如果男子极其快乐,女人心中还萦怀着其他事情,那么此种快乐就不必担心过度纵情。倘若男女双方都处在极度快乐之中,又没有什么人物或事件来打扰其欢心,这就很危险了。很可能酿成堤防溃决之大患,当时时刻刻考虑如何预防。然而只要是能够获取房中之乐的人,就不是能够忧虑后患的人;若是能够忧虑后患的人,却是不必获得房中之乐的人。这些话也就等于白说了。此种忧虑必须亲自经历过一番,并且吃过苦头,然后才能恰当地履行此乐。哎,想做一个经验丰富的良医,可是囊中留下的妙药却不多了,不如早留余地为好。

⌇专家点评⌇

李渔在此指出,当男女双方都很高兴快乐地行房之时,一定要有忧患意识,切忌极情纵欲。必须懂得"欲不可纵,乐不可极"的道理,否则乐极生悲,必然自食其苦果。人们无论何时行房都应注意这一点，还是以"早留余地"为好。

(三)节忧患伤情之欲

｝名著选录｝

忧愁困苦之际，无事娱情，即念房中之乐。此非自好，时势迫之使然也。然忧中行乐，较之平时，其耗精损神也加倍。何也？体虽交而心不交，精未泄而气已泄。试强愁人以欢笑，其欢笑之苦更甚于愁，则知忧中行乐之可已。虽然，我能言之，不能行之，但较平时稍节则可耳。

｝帮您解读｝

忧愁困苦的时候，没有什么事可以给人带来欢娱，就想到了房中行乐。这并非出于自己的爱好，而是为形势所逼而这么做的。然而在忧愁之中行乐，同平时相比，会加倍耗伤精神。为什么呢？身体虽然在交媾，而心思却不在交媾上，精液尚未泄出，而神气已经外泄了。试看强迫忧愁的人欢笑，那种欢笑所带来的痛苦更是超过忧愁。由此可知忧中行乐必须停止。虽然如此,我能说出道理来,却也难以做到,只要能比平时稍加节制也就可以了。

本篇文字虽短,却讲得很有道理。性生活只能在男女双方心情愉悦的条件下进行,倘若一方有忧愁烦恼,就当严禁行房;否则会加倍损伤身心健康,而且还可能带来其他的副作用。

(四)节劳苦初停之欲

{名著选录}

劳极思逸,人之情也,而非所论于耽酒嗜色之人。世有喘息未定,即赴温柔乡者,是欲使五官百骸,精神气血,以及骨中之髓,肾内之精,无一不劳而后已。此杀身之道也。疾发之迟缓虽不可知,总无不胎病于内者。节之之法有缓急二种:能缓者,必过一夕二夕;不能缓者,则酣眠一觉以代一夕,酣眠二觉以代二夕。唯睡可以息劳,饮食居处皆不若也。

{帮您解读}

劳累到了极点就想休息,这是人之常情,但沉

涸于酒色的人却不是
这样。有的人在极度
劳累之后而喘息未定
之时，便急于寻求房
中之乐，是要使人身
五官百骸，精神气血，
以及骨中所藏的髓，肾中
所藏的精，全都受到劳损
才肯罢休。这实在是一种
杀身取败的做法。招致疾

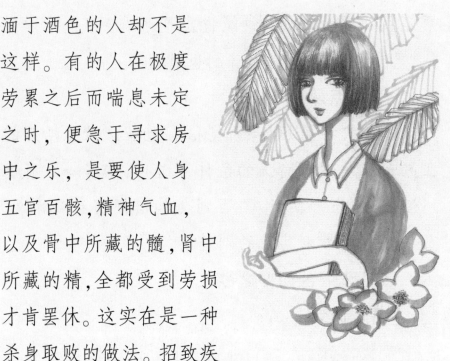

病的早晚虽然难以预先知道，总的疾病根源却是以
此为始的。节制房事的方法有缓急两种，能够延缓
的话，最好先休息一个或两个夜晚；不能延缓的话，
可以先睡一觉代替一个夜晚，睡两觉代替两个夜
晚。唯有睡眠可以消除疲劳，而饮食居住是无法与
睡眠相比的。

｛专家点评｝

性生活只能在精力充沛之时进行，在劳累不堪

的情况下，一定要充分保证休息和睡眠，以便及时消除疲劳，恢复体能和精力。绝对不宜在此时安排房事，否则雪上加霜，势必更加严重地摧残身体，足以招病致害而已。在此还要指出，无论劳累时行房还是忧愁烦恼时行房，除了损体招病之外，对交合受孕亦很不利，势必严重妨害优生优育。

(五) 节新婚乍御之欲

﹛名著选录﹜

新婚宴尔，不必定在初娶，凡妇人未经御而乍御者，即是新婚。不论是妻是妾，其为宴尔之情则一也。乐莫乐于新相知，但观此一夕之为欢，可抵寻常之数夕，即知此一夕之所耗，亦可抵寻常之数夕。能保此夕不受宴尔之伤，始可以道新婚之乐。不则开荒辟昧，既以身任奇劳，献媚邀功，又复躬承异瘁。终身不二色者，何难背城一战；后宫多嬖侍者，岂能为不败孤军？危哉，危哉！当筹所以善此矣。善此当用何法？曰：静之以心。虽曰宴尔新婚，只当行其故事。"说大人，则藐之"；御新人，则旧之。仍以寻常女子相视,而不致大动其心。过此一夕二夕之后,反以新人视之,则可谓驾驭有方,而张弛合道者矣。

╰帮您解读╯

所谓宴尔(美好和乐)新婚,不必限定初次娶妻,凡妇人未经历过房事而初次交媾的,就可算作新婚。无论是妻是妾,是婢女或娼妓,只要是初次交媾就与新婚之乐是同样的。没有比新近相交相知更快乐的了。只要看到这一夜的快乐可超过平时好几个晚上。便可知道这一夜的损耗也会超过平时好几个晚上。倘能保证新婚之夜不受房劳损伤,才能够谈得上新婚的快乐。不然就像开垦荒昧之地,即使身体遭到过度的劳累,并以此献媚取悦邀功,又将亲自承受疲惫病困的后果。一生只跟一个女人交媾的,在这一夜作背水一战并不难;那些后宫爱妾侍女极多的人,又哪能避免成为一败涂地的孤军呢?危险啊,危险啊!应当想出妥善对待此一问题的良策来才好。有什么好方法呢?我说只好用"静之以心"四个字加以对付。虽然是宴尔新婚,只能当作旧人旧事看待。孟子说过"说大人，则藐之"(要说服王侯贵族首先就得藐视他们)，对待新婚交媾之事，权且当作旧人旧事看待，才不会产生过度性兴奋的情绪。待过了几夜之后再当作新婚对象看待。这样就可以称得上在房事方面驾驭有方，无论紧张与松弛均合乎养生之道了。

{专家点评}

新婚之夜，或男女初次交媾之时，由于双方都处在极度的亢奋之中，最易因纵欲无度而造成房劳损伤。有鉴于此，故李渔特别提醒人们注意"节新婚乍御之欲"，尤其值得男女青年重视。

(六)节隆冬盛暑之欲

{名著选录}

最宜节欲者隆冬，而最难节欲者亦是隆冬；最忌行乐者盛暑，而最便行乐者又是盛暑。何也?冬夜非人不暖，贴身唯恐不密，倚翠偎红之际，欲念所由生也。三时苦于襜襦，九夏独喜轻便，袒裼裸裎之时，春心所由荡也。当此二时，劝人节欲，似乎不情，然反此即非保身之道。节之为言,明有度也;有度则寒暑不为灾,无度则温和亦致戾。节之为言,示能守也;能守则日与周旋而神旺,无守则略经点缀而动摇。由有度而驯至能守,由能守而驯至自然,则无时不堪昵玉,有暇即可怜香。将鄙是集为可焚,而怪湖上笠翁之多事矣。

帮您解读

最宜节制房欲的是严寒隆冬季节,而最难节制房欲的也是严寒隆冬季节;最禁忌行房中之乐的是酷热盛暑季节,而最便于行房中之乐的也是酷热盛暑季节。为什么呢?冬天夜里不跟别人睡在一起就不暖和,身体互相贴近只怕不够紧密,与穿红着绿的美女偎伴在一起,性欲因而很自然地产生了。春、秋、冬三季苦于穿的衣服又多又厚而不灵活,唯独夏季九十天衣服单薄而行动轻便,在身体各个部位都很裸露之时,就不免会因此而春心荡漾了。当春、夏二季之时,劝人节制性欲,似乎有些不近情理,然而不加节制的话又违背了养生之道。所谓节制,是表明要有限度之意。房事有限度,则不管严冬酷暑,都不会造成灾害;反之放纵无度,即使在温暖舒适的季节行房也会招致伤害。所谓节制,又表示能够自我守护,能够自我守护则即使整天与美女周旋亦可保持精力旺盛,不能自我守护则稍接触便会神魂摇荡。由行房有度到能够自我守护,由能够自我守护到顺其自然,那么不论什么时候进行男欢女爱之事都是没有妨碍的。到那时鄙人(李渔自指)所编撰的这本书就可焚烧掉,并要责怪我这住在湖滨的李笠翁太多事了。

〖专家点评〗

在严寒的冬季,人体阳气潜藏,不可随意行房以扰动阳气,否则会因阳气受损而留下病根。在酷热盛暑季节,人体阳气大为发散,亦不可肆意行房而

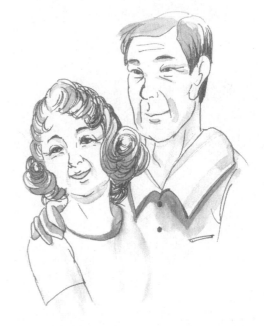

加重阳气的损伤,否则同样会成为致病因素。历代养生家皆提倡隆冬盛夏谨戒房事,因为这两个节令最易造成房劳损伤。李渔在此重申了这些观点,是颇具参考价值的。

五

《闲情偶寄·颐养部》论却病

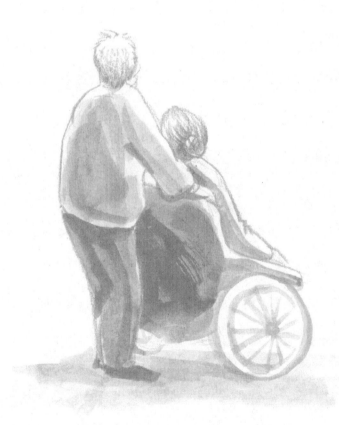

（一）却病在于善和其心

﹛名著选录﹜

病之起也有因，病之伏也有在，绝其因而破其在，只在一字之和。俗云："家不和，被邻欺。"病有病魔，魔非善物，犹之穿窬之盗，起讼构难之人也。我之家室有备，怨谤不生，则彼无所施其狡猾；一有可乘之隙，则环肆奸欺而祟我矣。然物必先朽而后虫生之，苟能固其本，荣其枝叶，虫虽多，其奈树何？人身所当和者，有气血、脏腑、脾胃、筋骨之种种，使必逐节调和，则头绪纷然，顾此失彼，穷终日之力，不能防一隙之疏。防病而病生，反为病魔窃笑耳。有务本之法，止在善和其心。心和则百体皆和。即有不和，心能居重取轻，运筹帷幄，而治之以法矣。否则内之不宁，外将奚视？然而和心之法，则难言之。哀不至伤，乐不至淫，怒不至于欲触，忧不至于欲绝。"略带三分拙，兼存一线痴；微聋与暂哑，均是寿身资。"此和心诀也。三复斯言，病其可却。

帮您解读

疾病的产生有其原因,疾病的潜伏有其病灶之所在。产除致病的原因而破坏其病灶之所在,只在一个"和"字。俗话说:"家不和,被邻欺。"病有病魔,病魔不是什么好东西,就好像穿墙入户的盗贼,酿成诉讼和制造灾难的恶人。我的家室有所防备,怨恨和诽谤便无从产生,那么坏人也就无法施展其奸诈狡猾的伎俩。一旦有隙可乘,四周的坏人就会放肆实施奸猾欺诈来危害我了。然而树木必定先朽坏而后生出虫子,假若能坚固树的根本,使其枝叶繁荣茂盛,即使虫子再多,又能把树怎么样呢?人体应当加以调和的,有气血、脏腑、脾胃、筋骨等等,如果每一项都要求调和,就会头绪纷繁,容易顾此失彼,即使整

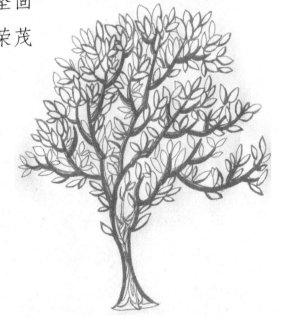

天穷尽力量防备,也难免丝毫疏忽。想预防疾病却发生疾病,反而会被病魔私自讥笑呢!有一个根本的解决方法,只要做到善于调和内心即可。内心调和则周身肢体都很和谐。即使有不调和之处,心也能因其居于重位而轻巧地驾驭之,可以运筹帷幄,用适宜的方法来治理之。否则内心不安宁,又怎能照顾得了外部呢?然而调和内心的方法就很难用言语来说明白。悲哀有节而不可伤心,快乐有度而不能放纵,愤怒有节而不至触柱撞墙,忧愁有度而不至愁断肝肠。"略带三分笨拙,兼存一线痴愚,暂时稍微装聋作哑,这些都是健康长寿的资本。"此为调和内心的诀窍之所在。反复诵读这些话,大概可使疾病退却掉。

专家点评

李渔在此指出,病因复杂,病症众多,头绪纷繁,防治不易。要想有效地却病,最根本的方法就是调和内心,并说"心和则百体皆和"。可谓一言打中要害。现今我们强调建立和谐社会,一切人际关系都力求做到和谐。其实人体本身也同样要求和谐，首先是人的身心要和谐，人体各个脏腑器官要和谐，人体四肢百骸都要和谐。倘能如此，无论对疾病防治或事业取得成功来说，都是有百利而无一害的。

(二)病未至而防之

₹名著选录₹

病未至而防之者,病虽未作,而有可病之机与必病之势,先以药物投之,使其欲发不得。犹敌欲攻我,而我兵先之,预发制人者也。如偶以衣薄而致寒,略为食多而伤饱,寒起畏风之渐,饱生悔食之心,此即病之机与势也。急饮散风之物而使之汗,随投化积之剂而速之消。在病之自视如人事,机才动而势未成,原在可行可止之界,人或止之,则竟止矣。较之戈矛已发,而兵行在途者,其势不大相径庭哉?

₹帮您解读₹

在疾病尚未到来之前预防它,是说疾病虽然没有发作,但已经有了生病的先机预兆和必然发病的趋势,但事先用药物来预防它,使疾病无从发作。就好像敌人要来进攻我,而我首先发兵迎战,用预防的措施来控制人家。例如偶然因衣衫单薄而受了寒,或因略微吃多了而伤食,由受寒而怕风,过饱引起厌食,这就是生病先机与趋势的表现。应当急速地服些发散风寒的药物来发汗,或者随即口服化积除滞的药物来加速食物的消化。自视已病如其他人事一般,病的先机刚刚出现而病势尚未形成,原来还处在可能发作或可以预防的境地,人们便及时设法制止它,终究能预防发病。这同敌兵全副武装出发,正行走在进攻途中相比,其形势不是大不相同吗?

{专家点评}

我国自古就很注重疾病预防,早在《黄帝内经》中就提出了"不治已病治未病"的防病方针。李渔在此不过是重申《内经》的此一观点而已。强调疾病预防,将疾病消灭在萌芽状态,自然可收事半功倍之效。这一点，仍是我们今天所应当大力加以提倡的。

（三）病已至而退之

{名著选录}

病已至而退之，其法维何？曰：止在一字之静。敌已深矣，恐怖何益？"剪灭此而朝食"，谁不欲为？无如不可猝得。宽则或可渐除，急则疾上又生疾矣。此际主持之力，不在卢医扁鹊，而全在病人。何也？召疾使来者，我也，非医也。我由寒得，则当使之并力去寒；我自欲来，则当使之一心治欲。最不解者，病人延医，不肯自述病源，而只使医人按脉。药性易识，脉理难精，善用药者时有，能悉脉理而所言必中者，今世能有几人哉？徒使按脉定方，是以性命试医，而观其中用否也。所谓主持之力不在卢医扁鹊，而全在病人者，病人之心专一，则医人之心亦专一；病者二三其词，则医人之什百其径，径愈宽则药愈杂，药愈杂则病愈繁矣。

昔许胤宗谓人曰："古之上医，病与脉值，唯用一物攻之。今人不谙脉理，以情度病，多其药物以幸有功,譬之猎人,不知兔之所在,广络原野以冀其获,术亦昧矣。"此言多药无功,而未及其害。以予论之,药味多者不能愈疾,而反能害之。如一方十药,治风者有之,治食者有之,治痨伤虚损者亦有之。此合则彼离,彼顺则此逆,合者顺者即使相投,而离者逆者又复于中为崇矣。利害相攻,利卒不能胜害,况其多离少合,有逆无顺者哉?故延医服药,危道也。不自为政,而听命于人,又危道中之危道也。慎而又慎,其庶几乎!

{帮您解读}

疾病已经到来要打退它,有什么办法呢?回答说:只有一个"静"字。敌人已经深入到内部了,只知恐惧又有什么用呢?要等到消灭它再吃早饭,谁不想能够做到如此呢?但无可奈何,没有马上做到的可能。缓一缓或许能渐渐地除去,若急于求成反而会病上加病。此时起主导作用的不是扁鹊一类名医,而全在于病人自己。为什么呢?因为招致疾病的是我,而不是医生。我由于受了风寒之邪而得病,就应全力祛除风寒之邪;我因放纵情欲而得病,就当一心一意节制情欲。最令人难以理解的是,病人把医生请来,自己不肯详述疾病的根源,却只让医生按脉。药物的性能容易识别,而脉理很难精通,善于用药的医生时常可以见到, 能够熟悉脉理并可用几句话打中要害的,当今世上又有几个人呢? 只让医生按脉就决定开什么处方, 这是用自己的生命来考验医生,以观察他是否医术高明和中用。所以说治病起主导作用的不是扁鹊一类良医,而全在于病人自己。因病人对医生的信任很专一,医生治病也就很专一;病人说话含糊而模棱两可,医生的思路也就会杂乱无章。思路越广泛则用药越庞杂,用药越庞杂则疾病也将更加纷繁难治了。

往昔唐代名医许胤宗曾对人说:"古代的高明医生,诊病与脉理相对应,只用一味药来攻治疾病。今人不熟悉脉理,仅从表面现象来推论疾病,处方药味众多以期侥幸获得成功,好比猎人,不知狡兔藏在何处, 便在广阔的原野上张网而希求获得兔子,这样的方法实在太笨拙了。"此话说明用药太多而无功效,却未谈及其危害性。依照我的见解,药味太多非但不能治愈疾病,反而很有害处。例如一个处方开十味药,其中有治风寒的,有治积食不化的,还有治肺痨及虚损等症的药物。这味药与病症符合而那味却相背离,那味药用的是顺治法而这味药却是逆治法;相合相顺的药物适宜使用,而相离相逆的药物都会从中作怪而起反作用。利害互相矛盾冲突,利终究不能胜害,更何况其中相背离的多而相适合的少,只有逆治而无顺治呢?所以请医生决定服何药是危险的。不自己做主而听命于他人,又要算是危险之中的危险了。治病服药一定要慎之又慎,大概要算是比较正确的态度了。

〖专家点评〗

李渔在此指出,治病不能单纯依靠医生,而主要靠病人自己。病人应将病情病因及生病经过详细告知医生,让医生全面掌握病情,才能对症开出专病专治的处方。用药不可太庞杂,不能采取"广络原野"的方法来治病。病人切忌不述病情而只让医生按脉来考验其水平,那样实际上是在拿自己的生命和健康做赌注,是有百害而无一利的。李渔的这类论述,至今仍然对人们特别是中老年朋友很有启发和帮助。

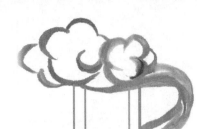

六　《闲情偶寄·颐养部》论疗病

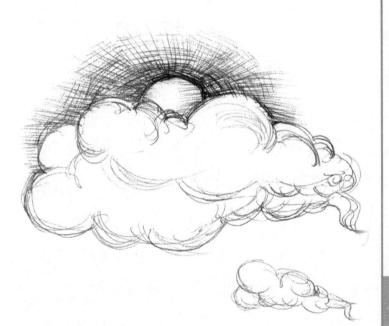

（一）论疗病与服药

⸨名著选录⸩

"病不服药，如得中医。"此八字金丹，救出世间几许危命！进此说于初得病时，未有不怪其迂者，必俟刀圭药石无所不投，人力既穷，沉疴如故，不得已而从事斯语。是可谓天人交迫，而使就"中医"者也。乃不攻不疗，反致霍然，始信八字金丹，信乎非谬。以予论之，天地之间只有贪生怕死之人，并无起死回生之药。"药医不死病，佛度有缘人。"诚哉斯言，不得以谚语目之矣。然病之不能废医，犹旱之不能废祷。明知雨泽在天，匪求能致，然岂有晏然坐视，听禾苗稼穑之焦枯者乎？自尽其心而已矣。予善病一生，老而勿药。百草尽经尝试，几作神农后身，然于大黄解结之外，未见有呼应极灵，若此物之随试随验者也。生平著书立言，无一不由杜撰，其于疗病之法亦然。每患一症，辄自考其致此之由，得其所由，然后治之以方，疗之以药。所谓方者，非方书所载之方，乃触景生情，就事论事之方也；所谓药者，非《本草》必载之药，乃随心所喜，信手拈来之药也。明知无本之言不可训世，然不妨姑妄言之，以备世人之妄听。凡阅是编者，理有可信则存之，事有可疑则阙之，不以文害辞，不以辞害志，是所望于读笠翁之书者。

药笼应有之物，备载方书。凡天地间一切所有，如草木金石，昆虫鱼鸟，以及人身之便溺，牛马之溲渤，无一或遗。是可谓两者至备之书，百代不刊之典。今试以《本草》一书高悬国门，谓有能增一疗病之物，及正一药性之讹者，予以千金。吾知轩岐复出，卢扁再生，亦唯有屏息而退，莫能觊觎者矣。然使不幸而遇笠翁，则千金必为所攫。何也？药不执方，医无定格。同一病也，同一药也，尽有治彼不效，治此忽效者。彼是则此非，彼非则此是，必居一于此矣。又有病是此病，药非此药，万无可用之理，或被庸医误投，或为臧获谬取，食之不死，反以回生者。迹是而观，则《本草》所载诸药性，不几大谬不然乎？更有奇于此者，常见有人病入膏肓，危在旦夕，药饵

攻之不效,刀圭试
之不灵,忽于无心
中瞥遇一事,猛见
一物,其物并非药
饵, 其事绝异刀

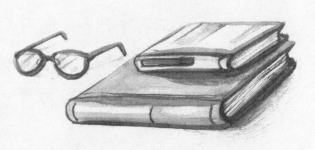

圭,或为喜乐而病消,或为惊慌而疾退。"救得命活,即是良医;医得病痊,便称良药。"由是观之,则此一物与此一事者,即为《本草》所遗,岂得谓之全备乎?虽然,彼所载者,物性之常;我所言者,事理之变。彼之所师者人,人言如是,彼言亦如是,求其不谬则幸矣。我之所师者心,心觉其然,口亦信其然,依傍于世何为乎?究竟予言,似创实非创也,原本于方书之一言:"医者意也。"以意为医,十验八九,但非其人不行。吾愿以拆字射覆者改卜为医,庶几此法可行,而不为一定不移之方书所误耳。

{帮您解读}

"病不服药,如得中医。"(有病不吃药,如同得到了中等水平医生的治疗) 这八个字堪称金丹妙药,不知救活了世间多少危急患者的性命。在刚得病之初听到这句话,总不免责怪此说过于迂腐,必定要等到请过许多医生开处各种方药,用尽力气,重病依然如故,实在不得已才会认识到这话很有道理。乃至不用针药反而使疾病得以痊愈,这才相信上述八个字诚然不错。在我看来,天地之间只有贪生怕死的人,并没有起死回生的药物。"药医不死病,佛度有缘人。"这话说得很对。不要把它看成一般谚语。然而有病不得不请医生,就像遇到大旱不能不祈祷那样。明知道是否下雨应由上天来决定,并非祈求所能解决的问题,然而有谁能安然自在地坐视不管,任听禾苗白白地枯死呢?只好用尽自己的心力去做罢了。我这一辈子经常生病,到老就不吃药了。数以百计的药物我都吃过,几乎可称为神农氏的继承人了。然而除了大黄能通便解结之外,不曾见过一吃就很灵验的,没有什么比得上大黄更能随服取效的。我平生著书立说,无一不是独立发挥自己的见解,对于治疗疾病的方法也同样如此。

每患一次病，就要亲自考究生病的根由，得知其病因，然后选择治疗方法，再用药物进行治疗。我所说的医方，并非医书上收载的处方，乃是触景生情，就事论事的一种治疗方法。我所说的药物，并非《本草》书上必定收载的药物，而是凭内心的喜好，信手拈来的药物。明知我所说的话并无依据而不可能训导世人，但不妨姑妄言之，也让世人姑妄听之。只要阅读我这本书的人，觉得其内容有可信可取的部分就保存它，觉得有些怀疑就搁置在一边好了。不因文句而妨碍语意，不因词语而妨碍中心意思的表达，这就是我李笠翁对读者的期望。

药箱里应有的东西，方药书上均有记载。大凡天地之间所出产的物品，如草木金石、昆虫鱼鸟，以及人类与牛马的粪便尿液等，没有一样被遗漏的，可说是天地之间最完备的药书，也是流传百世而不可删改的经典。现今若将《本草》一书高悬于国都城门，说有谁能增加一种药，或者纠正某药性能功效记载的讹误，就奖赏他一千金。我知道即便是黄帝、岐伯复出，名医扁鹊再生，也只能屏住呼吸退走，没有谁希图能获得这笔奖金。然而若不幸碰上了我李笠翁，那么这一千金必定为我所夺得。为什么呢？因药物不能拘泥于药方，治病没有固定不变的方法。同一种疾病，同一种药物，多有用来治那种病无效，而用来治此种病却忽然有效。彼是则此非，此是则彼非，二者必居其一。又有病是这种病，药却不是这种药，按常理万万不可使用，或者被庸医误用了，或者被仆人取错了药，服用之后非但没有死，反而救活了人。由此看来，《本草》书所载各种药物的性能，不是几乎大谬不然了吗？更有奇怪现象出现于此，常见有的人已是病情极其严重，生命危在旦夕，用药物攻治无效，开刀与针刺都不灵，忽然在无意之中瞧见某一事，猛然看到某一物，那东西又不是药物，其事与刀针也毫无关系，或者因见到后心中特别喜欢和快乐而使疾病烟消云散，或者因为惊慌而使病情减退。常言说："救得命活，即是良医；医得病痊，便称良药。"这样看起来，则此物或此事，就是

《本草》书中所遗漏的药物，又哪能说药书的记载都很完备呢？虽然如此，只不过药书上所记载的，仅仅是药物的通常性能；而我所说的，却是事物变化的原理。药书所师法的是人，别人这么说，药书也这么说，只要不出差错就万幸了；我所师法的是心灵，心里怎么想，嘴上就怎么说，又何必要依附于世人的观点呢？若要考究我的言论，看似首创而实非首创，是根据医书上常说的这么一句话："医者意也。"用意念来行医，十有八九很灵验，但不是一般人都能做得到的。我希望测字算命的人抛弃占卜方法来改行医术，大概可以推行此法，而不致被药书上那些固执不变的定论所贻误。

｛专家点评｝

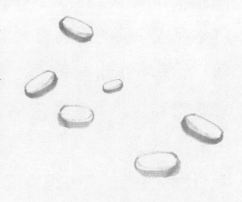

李渔认为治病不可随便服药，更不可滥服药物，否则因误服或滥服药物所造成的损害比疾病本身更可怕。因而

发出了"病不服药,如得中医"的感叹,言其与误服或滥服药物相比,不吃药就等于得到了一个中等水平医生的治疗。李渔还对前代《本草》书的讹误和缺漏作了批评,劝人不要迷信药书的记载,要学会独立思考和分辨,对的可以采用,错的必须抛弃。诸如此类,都是很可取的。特别是反对滥服药物对今人很有启示。据媒体报道,我国每年因误服或滥服药物而丧命的至少有 20 万人, 也有的报道更是远远超过了此一数字。误服或滥服药物之害,由此可见一斑。故广大患者对待服药一定要慎之又慎。同时也要指出,李渔的某些议论颇带有偏激情绪,亦不可全信。

(二)本性酷好之药

⸮名著选录⸮

本性酷好之物可以当药。凡人一生,必有偏嗜偏好之一物,如文王之嗜菖蒲菹,曾晰之嗜羊枣,刘伶之嗜酒,卢仝之嗜茶,权长孺之嗜瓜,皆癖嗜也。癖之所在,性命与通,剧病得此,皆称良药。医士不明此理,必按《本草》而稽查药性,稍与症左,即鸩毒视之。庚午之岁,疫疠盛行,一门之内,无不呻吟,而唯予独甚。时当夏五,应荐杨梅,而予之嗜此,较前人之癖菖蒲、羊枣诸物,殆有甚焉,每食必过一斗。因讯妻孥曰:"此果曾入市否?"妻孥知其既有而未敢遽进,使人密讯于医。医者曰:"其性极热,适与症反。无论多食,即一二枚亦可丧命。"家人识其不可,而恐予固索,遂诡词以应,谓此时未得,越数日或可致之。讵料予宅邻街,卖花售果之声时时达于户内,忽有大声疾呼而过予门者,知其为杨家果也。予始穷诘家人,彼以医士之言对。予曰:"碌碌巫咸,彼乌知此?急为购之。"及其既得,才一沁齿而满胸之郁结俱开,咽入腹中则五脏皆和,四体尽适,不知前病为何物矣。家人睹此,知医言不验,亦听其食而不之禁,病遂以此得痊。由是观之,无病不可医,无物不可当药。但须以渐尝试,由少而多,视其可进而进之,始不以身为孤注。又有因嗜此物,食之过多因而成疾者,一见此物即避之如仇。不相忌而相能,即为对症之药可知也。

⸨帮您解读⸩

生性喜爱的东西可以当药。大凡人的一生，必定有偏嗜偏爱的某种物品，例如周文王爱吃菖蒲酱，孔子的弟子曾晰爱吃羊枣，晋代刘伶爱饮酒，唐代卢仝爱饮茶，权长孺爱吃瓜，都是出了名的嗜好成癖者。癖好之所在，往往与性命相关，重病之时能得到所嗜好的物品，都可称得上是良药。医生不懂得这个道理，必定要按照《本草》书来查考药性，稍有与病症不合之处，就把它当成毒药看待。庚午那一年，瘟疫大规模流行，一家之内，没有不痛苦呻吟的，而我的病情尤为严重。当时正是夏季五月，刚好是杨梅上市的季节，而我特别喜欢吃杨梅，比前人爱吃菖蒲酱、羊枣等物，更有过之而无不及，每次可吃上一斗多。因而询问妻子："这杨梅果上市没有？"妻子知道市场上有货而不敢立即购买，派人先去询问医生。医生说："此果其性极热，恰恰与病症相反，不用说多吃，只要吃上一二粒也可能丧命。"家人知道那东西不宜吃，又怕我坚持索要，便用假话来搪塞，说现在没有，过几天或许能够买到。岂知我的住房临近街道，外边呼叫卖花卖水果之声不时传进屋来，忽然有高声叫卖者经过我的门边，我知道正是卖杨梅的来了。我这才追问家人，家人把医生的话告知了我。我说："庸庸碌碌的巫医，他哪里知道此事的道理？赶快前去替我购买杨梅！"等到已经买来，刚咬上几口，感到满胸的郁结全都解开了，咽下肚中之后，五脏和四肢亦皆得以调和舒适，不知道先前的病痛是何物了。家人见到此一情景，知道医生的话不灵验，也就任听我吃而不再制止，所生疾病就这样痊愈了。由此看来，无病不可以自己医治，无物不可当药物使用的。但是必须慢慢地尝试，由少到多，看到它可以吃再吃，这才不会将性命孤注一掷。也有因为嗜食此物，由于吃得过多而招致疾病的，以后一见就视之为仇敌而躲避它。只有不相禁忌而能互相适应的东西，才知道它可以当作对症的药物看待。

{专家点评}

李渔此篇可谓别出心裁,认为病人嗜爱之物亦可当作药物看待。篇中谈了他患病因喜食杨梅而得以痊愈的体会。"庚午之岁"即明崇祯三年(公元1630年),其时大规模的瘟疫流行,年方20岁的李渔也染上了重病。他喜食杨梅,新婚的妻子在咨询医生之后不让他吃。李渔认为医生的话不可信,竟以坚持吃杨梅而得以痊愈。杨梅性温味甘、酸,能生津解渴,和胃消食,防呕止泻。可治心肺烦郁,痢疾霍乱,津亏口渴,以及口腔咽喉炎等症。由于此物性温,凡血热火旺者一般不宜食用,故医生禁止李渔吃并非没有根据。但未可一概而论,亦不可拘泥于文献上的记载。故李渔服食杨梅而促使病愈这一事例,对后人也是很有启发的。

(三)一心钟爱之药

{名著选录}

一心钟爱之人可以当药。人心私爱,必有所钟。常有君不得之于臣,父不得之于子,而极疏极远极不足爱之人,反为精神所注,性命以之者,即是钟情之物也。或是娇妻美妾,或为狎客娈童,或系至亲密友,思之弗得或得而弗亲,皆可以致疾。即使致疾之由非关于此,一到疾痛无聊之际,势必念及私爱之人。忽使相亲,如鱼得水,未有不耳清目明,精神陡健,若病魔之辞去者。此数类之中,唯色为甚,少年之疾,强半犯此。父母不知,谬听医士之言,以色为戒。不知色能害人,言其常也;色堪愈疾,处其变也。人为情死,而不以情药之;岂人为饥死,而仍戒令勿食,以成首阳之志乎?凡有少年子女,情窦已开,未经婚嫁而至疾,疾而不能遽瘳者,唯此一物可以药之。即使病躯羸弱,难使相亲,但令往来其前,使知业为我有,亦可慰情思之大半。犹之得药弗食,但嗅其味,亦可内通腠理,外壮筋骨,同一例也。至若闺门以外之人,致之不难,处之更易。使近卧榻,相昵相亲,非招人与共,乃赎药使尝也。仁人孝子之养亲,严父慈母之爱子,俱不可不预蓄是方,以防其疾。

｛帮您解读｝

一生钟爱的人,也可以充当药物。人心私自相爱,必然有所钟情。经常有这种情况:君臣关系不密切,父子不相亲,而对于极其疏远或很不值得爱的人,反而在精神上极为关注,愿意付出生命去相爱,这就是所谓钟情之物了。或是娇妻美妾,或是狎昵之人与可心的童子, 或者是极其亲密的互交好友,心中不时思念却又得不到, 就算得到了也并不亲近,都可能招致疾病。即使起病原因与此无关,一到病痛难忍或感到无聊的时候,势必思念心中爱慕的人。这时若让所爱者忽然在眼前出现,并与之亲近,就会如鱼得水,没有不耳清目明,精神陡然健旺,好像病魔逃走了似的。在多种情况中,唯有色情最为突出,少年男女得病,多半与此有关。父母不懂得这个道理,误听医生的话,一味禁戒色欲。殊不知色欲能害人,是讲的一般情形;色欲亦能治愈疾病,是处理问题的变通方法。人家愿为爱情而死,却不用爱情做药去救治他;难道一个人快饿死了,却仍然禁止他吃饭,还要让他像当年的伯夷、叔齐那样成为饿死在首阳山的人吗?凡家中有少年男女,已是情窦初开,尚未婚嫁却生了疾病,病势难以迅速治愈,唯有用爱情这种药来加以医治。即使患者病体羸弱,难以使之互相亲近,但只要让情人来回在身边走动,使病人感到对方已经为自己所有了,也能在情思上得到莫大的安慰。就好比得到了良药尚未服食,只要闻一闻药的气味,也可内通腠理而外壮筋骨,其道理是相通的。至于闺房之外的人,想要得到并不难,处置起来更为容易,使之走近病床,与病人互相亲昵,这并非招引人来与患者共处,乃是买来药物让病人尝的。仁人孝子奉养父母与长辈亲人,严父慈母疼爱子女,均不可不预先准备好这类良方,用来预防疾病。

{专家点评}

李渔本篇专论爱情可以充当治病的药物,实属心理疗法之列,颇能发人深省。篇中指出,有些未婚嫁的青少年男女生病久治不愈,往往与爱情密切相关。此类疾病百药无效,唯有用爱情做药物才能迅速取效。在禁止自由恋爱的古代社会里,李渔能提出如此高明的见解,委实很不简单。李渔此论在小说名著《红楼梦》里就可以找到最好的印证。该书第57回"慧紫鹃情辞试莽玉"的故事即为一例。紫鹃开玩笑说,林黛玉娘家已派人来接她回苏州,去后不再回贾府了。贾宝玉一听,"便如头顶上响了一个焦雷一般……呆呆的,一头热汗,满脸紫胀……两个眼珠直直的起来,口角边津液流出,皆不知觉……嘴唇人中上着力掐了两下,掐得指印如许深,竟也不觉疼"。贾府上下因此慌乱不已。直到紫鹃直接向宝玉赔罪,说自己不该开那样的玩笑,表明林黛玉将永远留在贾府而不会回苏州去,贾宝玉这才清醒过来。真是"心病终须心药医,解铃还是系铃人。"

李渔明确指出,无论"仁人孝子之养亲",还是"严父慈母之爱子",都要懂得爱情可以当药的道理。此论对今人仍然很有启示。对于儿女的爱情婚姻生活,做父母的要关心,要正确引导,要支持,不要横加干涉,更不可棒打鸳鸯,否则难免酿成悲剧,最终必定自食其苦果。反过来,儿女在赡养父母时,也要从物质和精神两个方面倍加关怀,不要让父母分开而感到彼此孤立;对于丧偶老人的黄昏恋与再婚,做儿女的应当充分予以理解和支持,切忌肆意阻碍和干涉,否则同样会给老人带来灾难性的后果。

(四)素常乐为之药

{名著选录}

素常乐为之事可以当药。病人忌劳,理之常也。然有"乐此不疲"一说作转语,则劳之适以逸之,亦非拘士所能知耳。予一生疗病,全用是方,无疾不试,无试不验,徒痛浣肠之奇,不是过也。予生无他癖,唯好著书,忧借以消,怒借以释,牢骚不平之气借以铲除。因思诸疾之萌蘖,无不始于七情,我有治情理性之药,彼乌能祟我哉!故于伏枕呻吟之初,即作开卷第一义;能起能坐,则落毫端,不则但存腹稿。迨沉疴将起之日,即新编告竣之时。一生剞劂,孰使为之?强半出造化小儿之手。此我辈文人之药,"止堪自怡悦,不堪持赠君"者。而天下之人,莫不有乐为之一事,或耽诗癖酒,或慕乐嗜棋,听其我为,莫加禁止,亦是调理病人之一法。总之御疾之道,贵在能忘;切切在心,则我为疾用,而死生听之矣。知其力乏,而故授以事,非扰之使困,乃迫之使忘也。

{帮您解读}

素来喜欢干的事情可以当药。病人切忌劳累,这是常理。然而又有乐此不疲一说作为转语,那么劳也可起到逸的作用,这却不是拘泥于常理的人所能知道的。我一生治病,用的全是这种方法。没有哪一种病不试用,没有哪一次试用不灵验,切除痈疽和洗涤病肠所获得的奇效，也不可能超过此种方法。我一生没有其他嗜好，就是喜欢著书立说，忧愁借以消除，愤怒情绪得以释放，满腹牢骚不平之气也可借以铲除。因而想到各种疾病之萌发，无不从内伤七情开始，我有治理不良情性的药物，它又怎能危害我呢？所以在卧床养病发出痛苦呻吟的当初，就着手考虑全书的宗旨和编写提纲，等到能起能坐，就提起笔来写成文字，不然则继续构思腹稿。等到重病开始痊愈的那一天，也就是新编书稿完成之时。我一生出版过那么多书，是谁叫我写的呢？多半都是出于造化者(实指出于自然)那个小子之手。这就是我们这些文人的药物，只能用来供自己愉悦，不可用来当作送给他人的赠品。然而天下众人，没有不各自都有很乐意干的事，有的善于饮酒赋诗，有的爱好音乐或喜欢棋艺，任听自己去做，不要加以禁止，也是调理疾病的一种方法。总之治病的原则方法，贵在能忘记病痛，若时刻不忘自身病痛，我自己就会被疾病控制，而生死之权也只能听命于疾病了。知道病人缺乏体力，却故意交给他一些事情去做,并非要扰乱他使之更疲困,而是出于要迫使他忘记病痛的缘故。

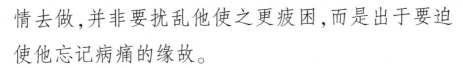 **专家点评**

本篇文字不长,却立意新颖,很有启发借鉴意义。李渔认为,平生最喜欢干的事,也可起到药物一般的治病作用。他素来喜欢著书立说,通过经常写作却起到了防治疾病的良效。他说:"予生无他癖,唯好著书,忧借以消,怒借以释,牢骚不平之气借以铲除。"写作对于七情所致疾病来说,确实可起到灵丹妙药的作用,同时也是健身防病的重要手段之一。在现实生活中,这样的事例并不少见。

年逾八旬的著名"战士作家"高玉宝,一直身心都很健康。他说:"我的健身之道是写作,健康来自伏书案。"半个世纪以来,高玉宝始终笔耕不辍,他深深地体会到:经常写作可增强人的思维能力,促进大脑细胞的新陈代谢,强化脑功能的锻炼,有效地预防老年性痴呆症,并能延缓人体衰老。他还向人介绍经验说,经常写作可陶冶情操,怡情养性,在静中养生,有益人体健康。特别是当写作进入意境时,任何私心杂念和操心愁事都被置之度外,消除了人的各种悲观情绪,将各种心理疾病赶出人的体外,从而达到了祛病健身和延年益寿之目的。高玉宝的这些切身体会,恰恰为李渔的上段论述做了最好的印证。

在此还要指出,写作也是预防老年性痴呆症的重要手段之一。据媒体报道,目前我国55岁以上人群患老年性痴呆症的百分率接近4.2%,65岁以上为7.2%,80岁以上该病的患病率竟然高达30%。有关专家指出,对此类病人除了高度关怀和积极治疗之外,更要设法让他们多干一些力所能及的事,尽量让他们在体力和脑力两个方面多得到一些应有的锻炼。凡有写作能力的老年人,尤应经常积极写书或撰文。就像现年108岁的我国著名语言学家周有光那样,他至今仍每月在报纸上发表一篇文章,不久之前还出版了一本新的著作。所以周老始终头脑清晰,思想活跃,才思敏捷,笔耕不辍。

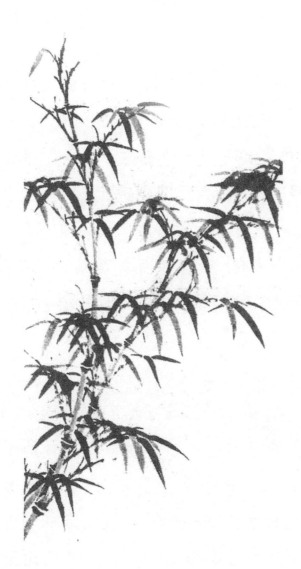

七
《闲情偶寄·饮馔部》论蔬食

(一)蔬食重于肉食

{名著选录}

声音之道,丝不如竹,竹不如肉,为其渐近自然。吾谓饮食之道,脍不如肉,肉不如蔬,亦以其渐近自然也。草衣木食,上古之风。人能疏远肥腻,食蔬蕨而甘之,腹中菜园不使羊来踏破,是犹作羲皇之民,鼓唐虞之腹,与崇尚古玩同一致也。所怪于世者,弃美名不居,而故异端其说,谓佛法如是,是谓谬矣。吾辑《饮馔》一卷,后肉食而首蔬菜,一以崇俭,一以复古;至重宰割而惜生命,又其念兹在兹,而不忍或忘者矣。

{帮您解读}

对于音乐来说,弦乐不如管乐,管乐又不如口中歌唱,因为后者渐渐贴近自然。我认为饮食的道理也一样,过于加工脍制的菜肴不如肉类,肉类又不如蔬菜,也是因为后者逐渐贴近自然。穿草衣而吃植物性食品,是上古时代的生活方式。人们能疏远肥腻的肉食,吃蔬菜蕨类感到很甘美,腹中不进羊肉之类的荤食,那就有如生活在伏羲、神农、黄帝时代,享受着唐尧、虞舜时期的美好生活,跟崇尚古玩有着相同的情怀。奇怪的是当今之世,抛弃尊古的美名于不顾,把吃素食当成了异端之说,认为只有佛家学说才是这样,此种看法太错误了。我现今编写《饮馔》一卷,首先注重蔬菜,而把肉食放在次要地位,一则崇尚俭朴,二则恢复古风;至于不轻易宰杀而珍惜动物性命,更是时时念想在心,而决不忍心忘记的了。

{专家点评}

上面这段话,节选于《闲情偶寄·饮馔部》所载《蔬食第一》的概述之中,题目为编者所加。本篇讲的是日常饮食当多吃蔬菜,少食肥腻肉类,主张少杀生和少荤多素。并且明确指出,吃素并非单纯由佛家提倡,少荤多素乃是中华民族自古以来所倡导的饮食原则和优良传统,应当努力予以继承和发扬。

(二)笋

┊名著选录┊

论蔬食之美者,曰清,曰洁,曰芳馥,曰松脆而已矣。不知其至美所在,能居肉食之上者,只在一字之鲜。《记》曰:"甘受和,白受采。"鲜即甘之所从出也。此种供奉,唯山僧野老躬治园圃者,得以有之,城市之人向卖菜摊求活者,不得与焉。然他种蔬食,不论城市山林,凡宅旁有圃者,旋摘旋烹,亦能时有其乐。至于笋之一物,断断宜在山林,城市所产者,任尔芳鲜,终是笋之剩义。此蔬食中第一品也,肥羊嫩豕,何足比肩? 但将笋肉齐烹,合盛一簋,人只食笋而遗肉,则肉为鱼而笋为熊掌可知矣。购于市者且然,况山中之旋掘者乎?

食笋之法多端,不能悉纪,请以两言概之曰:"素宜白水,荤用肥猪。"茹斋者食笋,若以他物伴之,香油和之,则陈味夺鲜,而笋之真趣没矣。白煮俟熟,略加酱油;从来至美之物,皆利于孤行,此类是也。以之伴荤,则牛羊鸡鸭等物皆非所宜,独宜于豕，又独宜于肥。肥非欲其腻也，肉之肥者能甘，甘味入笋，则不见其甘，但觉其鲜之至也。烹之既熟，肥肉尽当去之，则汁亦不宜多存，存其半而益以清汤。调和之物，唯醋与酒。此制荤笋之大凡也。笋之为物，不只孤行，并用各见其美，凡食物中无论荤素，皆当用作调和。菜中之笋与药中之甘草，同是必需之物，有此则诸味皆鲜，但不当用其渣滓，而用其精液。庖人之善治具者，凡有焯笋之汤，悉留不去，每作一馔，必以和之，食者但知他物之鲜，而不知有所以鲜之者在也。《本草》中所载诸食物，益人者不尽可口，可口者未必益人，求能两擅其长者，莫过于此。

｛帮您解读｝

论及蔬食的味道之美，总是说清淡、干净、芳香、松脆，却不知道最美之处在哪里。它之所以能超过肉食，只在一个"鲜"字上。《礼记》说："甘受和，白受采。"（言甘味能调和，白色能接纳彩色。）"甘"是从鲜味中产生出来的。这种甘美之物，唯有山中的和尚和乡村的老农在园圃中种植,才可以得到。城市居民等靠菜贩子供给蔬菜而生活的人,是享受不到的。然而其他蔬菜,不论城市或山林,只要宅旁有园圃栽种,可随时采摘或烹煮,亦能不时获得快乐。至于竹笋一物,就只适宜长在山林之中,城市所出产的,即使再芳鲜,也只能算等外品,根本无法与山林所产者相匹比。这是蔬菜中的第一等上品,哪怕是肥嫩的猪羊肉也比不上它。若将竹笋与肉类一齐烹煮,共同盛在一个食器里,人们只吃笋片,而抛弃肉块,由此就可知道,进食者是把肉块视为鱼类一般的平常食物,而把竹笋看成熊掌一般的珍贵食物了。从市场上所采购到的竹笋尚且如此,又何况是从山林中随即挖掘出来的新鲜竹笋呢?

吃笋的方法有多种,不能全部记载,请让我用两句话来概括:素煮宜用白水,荤煮宜用猪的肥肉。吃斋的人食笋,若用其他物品拌在一起,用香油加以调和,陈旧之味就会夺走鲜味,而笋的正宗鲜美味道就没有了。用白水将笋煮熟,略加酱油调和即可。从来最美味之物，都适宜单独运用，竹笋之类就是如此。将它与荤菜相拌，则牛羊鸡鸭等肉都不合适，唯独适宜用猪肉，而且只适合用肥肉。肥肉并非取其油腻，肥肉之味较为甘甜，甘味入笋，却不会显露出甘味，只觉得味道极其鲜美。等到煮熟，应将肥肉全部去掉，即使是肉汁也不要多留，留存一半而加入清汤。用来调和口味的物品，只有醋和酒。这就是烹制荤笋的大致方法。竹笋这东西，不只是单独食用，与其他食物合煮亦各有甘美之味，大凡不论荤食或素食，都应当使用竹笋做调和品。菜中之竹笋与药中的甘草相似，同是必需之物，有了它就会使各种菜肴全都变得味道鲜美，只是不适宜用它的渣滓，而应当用它的精液。厨师中善于烹制菜肴的，凡属焯竹笋的汤，全部留存下来而不倒掉，每制作一种菜，必定用笋汤去调和，食客只知道菜肴味道鲜美，却不知道鲜美的缘故。《本草》书上所记载的各种食物，有益于人的不一定味美，味美的又未必有益于人，求其能够发挥味美和有益两个特长的东西,恐怕没有什么可以超过竹笋的。

{专家点评}

李渔既是养生家,也是美食家。他最喜欢吃竹笋,也最擅长烹制竹笋。本篇对竹笋的产地、食材的选择、烹煮方法乃至如何食用等等,均作了淋漓尽致的描写,具有很高的实际参考价值。

竹笋为禾本科竹亚科植物苦竹、淡竹、毛竹的幼芽或嫩茎。它含有蛋白质,脂肪,碳水化合物,膳食纤维,胡萝卜素,维生素B_1、维生素B_2、维生素C,又含有钙、磷、铁、镁等12种矿物质和微量元素,还含有赖氨酸、色氨酸、苏氨酸、苯丙氨酸等多种人体所需的氨基酸。其所含碳水化合物、脂肪、蛋白质及胡萝卜素等比胡萝卜还多。其营养十分丰富,难怪爱吃竹笋和嫩竹的大熊猫会长得那么膘肥体壮。

竹笋性寒味甘、微苦,能清热化痰,除烦解渴,润肠通便。竹笋属于低脂肪、低糖类、多纤维的食物,有促进胃肠蠕动、帮助消化、除去食积、防止便秘等功效,并且具有减肥和防癌(特别是预防大肠癌)的作用。

竹笋很适宜于大便秘结、小便不通、水肿病、动脉硬化症、冠心病、糖尿病、肥胖症及癌症等患者食用;适宜于肺热咳嗽而痰多色黄者食用。凡胃寒便溏、腹泻之人忌食竹笋。

(三)黄芽(大白菜)

{名著选录}

菜类甚多,其杰出者则数黄芽。此菜萃于京师,而产于安肃,谓之安肃菜,此第一品也。每株大者可数斤,食之可忘肉味。不得已而思其次,其唯白下之水芹乎!予自移居白门,每食菜、食葡萄,特思部门;

食笋、食鸡头,辄思武陵。物之美者,犹令人每食不忘,况为适馆授餐之人乎?

{帮您解读}

菜的种类很多,最好的要数黄芽也叫芽白即大白菜。这种菜集中在京师即北京销售,而出产于河北省徐水县的安肃镇一带,故称为安肃菜,这是头等的好菜。每一棵大的有好几斤,吃起来比肉味更美。黄芽很难吃到,不得已只好退而求其次,大概要算是南京出产的水芹菜了!我自从迁移到南京居住之后,每次吃菜、吃葡萄,就想起在北京吃到的特产;吃竹笋、吃芡实的时候,又会怀念武陵(今湖南常德市)的地道产品。好吃的东西尚且使人念念不忘,何况是专门挑好菜馆招待过我的人呢?

{专家点评}

本篇原题为《菜》,这里仅节录了其中的一段,题目为编者所加。李渔对黄芽即大白菜情有独钟,"每食不忘",总想经常能够吃到它。然而此菜当时各地极少栽种,一般地区见不到它,只有北京才有销售。就连李渔所居住的南京也吃不到它，物以稀为贵，他不能不引以为憾。

姑不论李渔所生活的清朝，即使在20世纪50年代，大白菜仍很稀少，常常被用作馈赠友人的珍贵礼物。特别是山东所产的大白菜，最大的每棵达十来斤，用于送礼更是令人称奇。1949年12月21日，斯大林70岁生日，毛泽东主席曾送去山东所产的大黄芽白、大萝卜、大葱、大梨子各5 000斤作为寿礼。1957年冬，毛主席又派人送大白菜给宋庆龄。宋庆龄极其高兴地复信说："承赠山东大白菜已收领。这样大的白菜是我出生后头一次见到的。十分感谢。"

大白菜不但个头大，而且营养既全面又丰富，故有"菜中之王"的美称，并有百菜不如白菜之说。它含有钙、磷、铁、铜、锌、

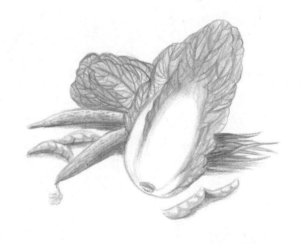

锰、硒等十多种人体所必需的矿物质和微量元素，堪称微量元素的宝库。其中单是锌的含量，不但远远地超过了其他蔬菜，而且比肉、蛋等荤食的含锌量还要高得多。大白菜含有大量的膳食纤维，能促进胃肠蠕动，加速废物排出，防止便秘，既能排毒养颜，又可帮助预防某些癌症，具有较多的保健功能。近年来欧美各国采用高纤维饮食减肥、防癌和防治糖尿病等，大白菜即为绿叶蔬菜中的首选之一。

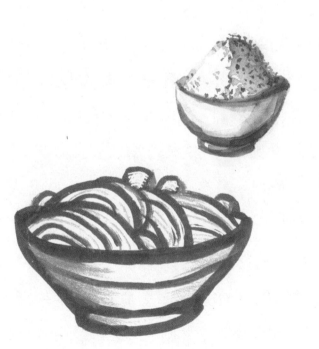

(一)饭粥

{名著选录}

粥饭二物,为家常日用之需,其中机彀,无人不晓,焉用越俎者强为致词?然有吃紧二语,巧妇知之而不能言者,不妨代为喝破,使姑传之媳,母传之女,以两言代千百言,亦简便利人之事也。先就粗者言之:饭之大病,在内生外熟,非烂即焦;粥之大病,在上清下淀,如糊如膏。此火候不均之故,唯最拙最笨者有之,稍能炊爨者必无是事。然亦有刚柔合道,燥湿得宜,而令人咀之嚼之,有粥饭之美形,无饮食之至味者。其病何在?曰:挹水无度,增减不常之为害也。其吃紧二语则曰:"粥水忌增,饭水忌减。"米用几何,则水用几何,宜有一定之度数。如医人用药,水一钟或钟半,煎至七分或八分,皆有定数。若以意为增减,则非药味不出,即药性不存,而服之无效矣。不善执爨者,用水不均,煮粥常患其少,煮饭常苦其多。多则逼而去之,少则增而入之,不知米之精液全在于水,逼去饭汤者,非去饭汤,去饭之精液也。精液去则饭为渣滓,食之尚有味乎?粥之既熟,水米成交,犹米之酿而成酒矣。虑其太厚而入之以水,非入水于粥,犹入水于酒也。水入而酒成糟粕,其味尚可咀乎?故善主中馈者,挹水时必限以数,使其勺不能增,滴无可减,再加以火候调匀,则其为粥为饭,不求异而异乎人矣。

宴客者有时用饭,必较家常所食者稍精。精用何法?曰:使之有香而已矣。予尝授意小妇,预设花露一盏,俟饭之初熟而浇之,浇过稍闭,拌匀而后入碗。食者归功于谷米,诧为异种而讯之,不知其为寻常五谷也。此法秘之已久,今始告人。行此法者,不必满釜浇遍,遍则费露甚多,而此法不行于世矣。只以一盏浇一隅,足供佳客所需而止。露以蔷薇、香橼、桂花三种为上,勿用玫瑰,以玫瑰之香,食者易辨,知非谷性所有。蔷薇、香橼、桂花三种,与谷性之香者相若,使人难辨,故用之。

{帮您解读}

粥和饭,是人们日常生活所必需的东西。烹煮饭粥的方法和诀窍,没有人不知道,哪里用得着我越俎代庖竭力多说话呢?然而有两句紧要的话,巧媳妇懂得却说不出来,不妨由我代替她们说破,让婆婆传给媳妇,母亲传给女儿,用两句话代替千百句话,也算得上是一件简便利人的好事了。先从粗略的方面来说:煮饭最大的毛病,在于内生而外熟,不是太烂就是烧焦;熬粥最大的毛病,在于上面是清水,而底下却是沉淀,像糨糊或油膏一般。这是火候不均匀的缘故。唯有最愚笨的人才会是这样,稍微懂得炊事知识的人必定不会出现此种情况。但是也有软硬合适,干湿得当,让人吃起来,似乎粥饭的外形很美,却没有地道的滋味。毛病又出在哪里呢?说来是由于取水没有限度,随便增减水量所带来的害处。其中最要紧的两句话是:"熬粥禁忌增水,煮饭禁忌减水。"用多少米,就用多少水,应当有一定的比例。就像医生用水煎药,水一盅或盅半,煎一盏花露,待饭刚做熟时浇入其中,浇过之后再焖一焖,拌匀之后再盛入碗中。吃饭的客人认为是米的品种优良,很惊讶地询此种米从何处得来,却不知道是平常大米稍作加工所煮成的。此一方法我已保密得很久了,现今才告诉别人。推行此法的人,花露不必整锅饭都浇遍,浇遍则耗费的花露太多,反而会使此法难以推行了。只要在饭锅的一角浇上一点,足以提供客人吃的就够了。花露取用蔷薇、香橼、桂花三种材料最好,不要用玫瑰,因玫瑰的香味很突出,吃饭的客人容易闻出来,知道不是大米应有的气味。蔷薇、香橼、桂花三种材料,与大米的香气颇相似,客人难以辨别,所以采用这些东西。

﹛专家点评﹜

李渔对煮饭熬粥颇有精辟独到的见解,且十分切合实用。他认为无论煮饭或熬粥,其要诀在于加水适量,火候适宜。可谓一言打中要害。就拿加水来说,怎样做到适量呢?李渔用一句话来加以概括,那就是"粥水忌增,饭水忌减"。意思是说,熬粥时必须一次把水加足,防止因水不够而中途加水,便可防止发生上清而下沉淀的状态。煮饭则不宜放水太多,防止中途减水而滗去米汤实为米的精华,那样的饭就会索然寡味了。李渔的这些经验之谈常常被人反复引用,可见人们对他的看法是认同的。

(二)汤

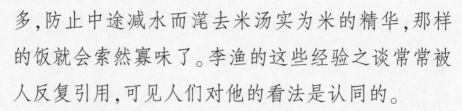

名著选录

汤即羹之别名也。羹之为名,雅而古;不曰羹而曰汤者,虑人古雅其名,而即郑重其实,似专为宴客而设者。然不知羹之为物,与饭相俱者也,有饭即应有羹,无羹则饭不能下,设羹以下饭,乃图省俭之法,非尚奢靡之法也。古人饮酒,即有下酒之物;食饭,即有下饭之物。世俗改下饭为"厦饭",谬矣。前人以读史为下酒物,岂下酒之"下"亦从"厦"乎?"下饭"二字,人谓指肴馔而言,予曰不然。肴馔乃滞饭之具,非下饭之具也。食饭之人见美馔在前,匕箸迟疑而不下,非滞饭之具而何?饭犹舟也,羹犹水也;舟之在滩,非水不下,与饭之在喉,非汤不下,其势一也。且养生之法,食贵能消;饭得羹而即消,其理易见。故善养生者,吃饭不可无羹;善作家者,吃饭亦不可无羹。宴客而为省馔计者,不可无羹;即宴客而欲其果腹始去,一馔不留者,亦不可无羹。何也?羹能下饭,亦能下馔故也。近来吴越张筵,每馔必注以汤,大得此法。吾谓家常自膳,亦莫妙于此。宁可食无馔,不可饭无汤。有汤下饭,即小菜不设,亦可使哺啜如流;无汤下饭,即美味盈前,亦有时食不下咽。予以一赤贫之士,而养半百口之家,有饥时而无馑日者,遵是道也。

{帮您解读}

汤是羹的别名。羹这个名称很雅致而近于古代之风;担心人家因其名称古雅,就会郑重其事,似乎是专门为款待宾客所设置的。却不知道羹这个东西,是和米饭相搭配的,有饭就应当有羹,没有羹汤饭就吃不下。设置羹汤用来下饭,乃是求得省俭的方法,并非崇尚奢靡的方法。古人饮酒,便有下酒的食物;吃

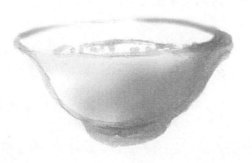

饭,就有下饭的东西。世人把下饭改为"厦饭",是错误的。前人把读史书当作下酒之物,难道下酒的"下"也应改为"厦"吗?"下饭"二字,人家说是指菜肴而言,我认为不对。菜肴是使人吃饭更加缓慢的东西,并非下饭的东西。吃饭的人看到美味菜肴,汤匙或筷子便迟疑而不下,不是让人吃饭更慢又是为了什么呢?饭好比是船,羹汤好比是水;船在河滩,没有水就不能通行,与饭在咽喉部位,没有羹汤饭就吃不下,其情状是相同的。况且养生的方法,食物贵在能消化;吃饭有羹汤即容易消化,其道理显而易见。所以善于养生的人,吃饭不可没有羹汤;善于持家的人,吃饭也不可没有羹汤。款待客人为了节省菜肴考虑,不可没有羹汤;即使要让客人吃得很饱才离去,菜肴全部吃光,也不可没有羹汤。为什么呢?因羹汤能够下饭,也能下菜肴之故。现今江浙一带设筵席,每桌菜肴都要加汤,很懂得此一方法。我认为做家常饭菜,也没有其他方法比这更巧妙的了。宁可吃饭没有菜肴,不可吃饭没有汤。有汤下饭,即使连小菜都没有,也可吃得很顺畅;没有汤下饭,即使美味佳肴满桌在前,也有吃不下去的时候。我以一个贫寒的知识分子身份,要养活全家四五十口人,虽然有时免不了挨饿却没有饥荒,靠的就是这种方法。

{专家点评}

李渔在此对羹汤作了专门论述。他认为吃饭宁可没有菜肴,也不可没有羹汤。说羹汤既能下饭,又能帮助消化,还有利于节省饭菜,使人不致吃得太饱。他对羹汤的好处,已经说得淋漓尽致,颇具参考价值。

现今的保健专家也提倡吃饭喝汤,只是先后次序与李渔有所不同。李渔主张边吃饭边喝汤,而保健专家主张饭前喝汤,并说:"饭前喝汤,苗条健康;饭后喝汤,越喝越胖。"从养生保健的角度考虑,还是以饭前喝汤为好。

九
《闲情偶寄·饮馔部》论肉食

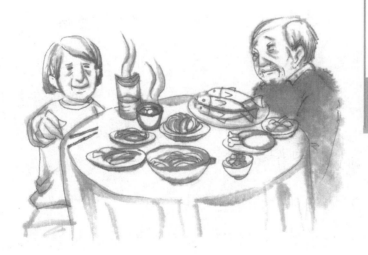

(一)鹅

{名著选录}

鹙鹅之肉无他长,取其肥且甘而已矣。肥始能甘,不肥则同于嚼蜡。鹅以固始为最,讯其土人,则曰:"豢之之物,亦同于人。食人之食,斯其肉之肥腻亦同于人也。犹之豕肉以金华为最,婺人豢豕,非饭即粥,故其为肉也甜而腻。"然则固始之鹅,金华之豕,均非鹅豕之美,食美之也。食物美物,奚俟人言?归而求之,有余师矣。但授家人以法,彼虽饲以美食,终觉饥饱不时,不似固始、金华之有节,故其为肉也,犹有一间之殊。盖终以禽兽畜之,未尝稍同于人耳。

有告子食鹅之法者,曰:"昔有一人,善制鹅掌。每豢肥鹅将杀,先熬沸油一盂,投以鹅足,鹅痛欲绝,则纵之池中,任其跳跃。已而复禽复纵,炮瀹如初。若是者数四,则其为掌也,丰美甘甜,厚可径寸,是食中异品也。"予曰:"惨哉斯言!予不愿听之矣。物不幸而为人所畜,食人之食,死人之事。偿之以死亦足矣,奈何未死之先,又加若是之惨刑乎?二掌虽美,入口即消,其受痛楚之时,则有百倍于此者。以生物多时之痛楚,易我片刻之甘甜,忍人不为,况稍具婆心者乎?地狱之设,正为此人,其死后炮烙之刑,必有过于此者。"

{帮您解读}

鹅肉没有别的优点,只是又肥又甘美罢了。肉肥才香,不肥吃起来索然寡味。鹅以河南固始所产的最好。询问当地人,回答说:"饲养鹅的食物,也跟人的饮食一样。用人的饮食来养鹅,所以它的肉也跟人一样长得肥腻。就好比猪肉,以浙江金华所产为最好。婺州即金华人养猪,不是喂饭就是喂粥,所以猪肉也很肥腻甜美。"如此说来,固始的鹅、金华的猪,都不是因鹅、猪本身的肉很甜,而是饲料使之变得美的。饮食能使动物肥美,哪里还用得着别人来说呢?回家做了研究,觉得其中有些做法值得学习。于是将

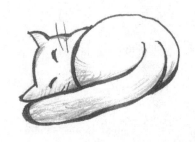

方法告诉家人,他们也设法用美食来喂养,终究觉得喂无定时而饥饱不均,不像固始和金华那样养得有规律,所以肉的质量,还是有一定的差距。终究因为只当作禽兽来饲养,不曾用人的饮食来喂养呢。

有人来向我介绍一种吃鹅的方法,并说:"从前有一个人,很善于烹制鹅掌。每将喂肥了的鹅宰杀时,先熬制一锅滚烫的油,将鹅足投入其中,鹅疼痛欲绝,再把它放入池塘中,任听鹅纵身跳跃。随后又用同样的方法将鹅反复几次,鹅掌便变得肥美甘甜,有一寸厚,是食物中奇特的上品。"我说:"这番话好惨啊,我不愿意再听到了。动物不幸被人饲养,吃了人家的食物,又为人而死。能用死来报答也就足可以了,为什么在死之前,要遭到如此惨剧的酷刑呢?两只鹅掌虽然好吃,吃到嘴里就化了。但是鹅却要为此付出百倍的痛苦。用动物长时间的痛苦,替我换取片刻的甘甜美味,忍心的人也不会这么做,何况是具有怜悯之心的人呢?地狱就是为这种残忍之人设置的,他死后在那里所遭受的炮烙之刑,肯定比此种做法还要残酷。

{**专家点评**}

李渔在此指出,鹅肉乃肉类食物中的美食,尤以肥鹅为最,很好吃。但他坚决反对用摧残动物的惨烈方法烹制鹅掌,认为此种做法本身就是犯罪,应当受到惩处。他这种珍惜物命的思想是十分可取的。

鹅肉不但是极好的美食,而且也是头等的保健食品。世界卫生组织曾于2007年公布全球健康食品排行榜,将红薯、木瓜、鹅肉分别列为蔬菜、水果、肉类食物的榜首。认为鹅肉和鸭肉的化学结构非常接近橄榄油,有益于心脏健康。这是低脂低热量的食物,常食非常有益。

鹅肉含有丰富的蛋白质(高达22.3%),脂肪,多种矿物质和微量元素(钙、磷、铁、铜、锰等),多种维生素(包括维生素A、B_1、B_2、C等),营养价值极高。鹅肉脂肪品质很好,其中不饱和脂肪酸的含量高达66.3%,单是亚麻酸即达4%,均超过了其他肉类,对人体健康十分有益。鹅肉蛋白质中含有多种人体生长发育所必需的氨基酸,具有很好的吸收利用率。

鹅肉性平味甘,归脾、肺经。功能益气补虚,养胃生津止渴,解五脏之热。可以治疗气血不足,头晕目眩,手足麻木,消渴病(糖尿病)及肺热咳嗽等症。民间有"喝鹅汤,吃鹅肉,一年四季不咳嗽"之说。故吃本品对预防感冒及支气管炎等症亦有一定帮助。鹅的一身都是宝,如鹅肝有助于预防和治疗心脏病及动脉硬化症;鹅血含有较多的免疫球蛋白,有预防癌症的作用。

鹅肉适宜于身体虚弱、气血不足、营养不良、口渴少津、食欲不佳及糖尿病等患者食用。但顽固性皮肤病、淋巴结核等患者不宜食用。

(二)鸭

{名著选录}

越肥,其皮肉到老都没有多大变化,且吃起来可与人参、黄芪比功效,那么公鸭之善于养生,是不待考核就知道的了。然而必定要考核其根据,那么从前没有听说过,只能说是我个人的见解。

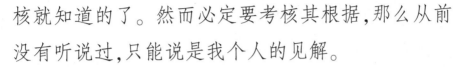

专家点评

李渔通过自己的观察和食鸭的实际体会,认为老公鸭具有极好的滋补作用,其功效可与人参、黄芪等补药相比。他说老公鸭不好淫,能蓄养阴精,所以越长越肥,足证老公鸭本身就是善于养生的。故常食老公鸭具有良好的滋补作用。

其实不论公鸭母鸭,都是不错的清润滋补品。鸭肉蛋白质含量高,脂肪含量低,含B族维生素及维生素E均较多。本品性凉味甘,功能滋阴养胃,补虚利水消肿,很适合于体热、虚弱、食少、水肿、盗汗、遗精、大便燥结、小便不利、咽喉炎、妇女月经少等患者食用,同时也很适合于正在进行放射治疗、化学治疗的癌症患者食用。夏秋季节常食鸭肉,既能补充所消耗的营养,又可消除暑热给人体带来的不适。下面介绍几个鸭肉食疗方:

①老雄鸭(其他鸭亦可)1只,宰杀后去毛杂内

脏洗净,加入芡实 200 克,共同置于砂锅中,加水先用武火煮沸,再用文火熬煮 2 小时。起锅前以姜、葱、盐、绍酒等调料同煮片刻,然后去火取食。本方适宜于糖尿病、脾虚水肿、肾虚遗精等患者食用。

②老雄鸭(其他鸭亦可)1 只,宰杀去毛杂内脏洗净后,与黄精 10 克一同清炖,食肉饮汤。分次服食,每周 1 只。若能坚持服食,对治疗老年性肺结核有良效。

③老雄鸭(其他鸭亦可)1 只,宰杀去毛杂内脏洗净后,与当归 30 克共同清炖,食肉饮汤,分次服食。可治大便秘结、贫血等症。

④老雄鸭(其他鸭亦可)1 只,宰杀去毛杂内脏洗净后,用冬虫夏草 10 克置于鸭腹中缝合好,放入砂锅中加水炖烂服食。适合于病后体虚、神经衰弱、失眠、贫血、肾虚哮喘、遗精、阳痿、肺结核咳嗽、老年人慢性支气管炎等患者服食。

⑤老雄鸭(其他鸭亦可)1 只,宰杀去毛杂内脏洗净后,取独头大蒜 50 克入鸭腹中缝合好,置于大

瓷碗中蒸熟后服食。每天吃 1 次,连服 7 天有效。适合于慢性肾炎及营养不良性水肿等患者服食。

⑥鸭肉 200 克,党参 30 克,淮山药 50 克,老姜 15 克。共同置于砂锅内加水炖熟食用。适宜于脾胃虚弱、食欲不振、消化不良、身体瘦弱等患者服食。

⑦鸭肉 200 克,赤小豆 30 克,陈皮 15 克。共同置于砂锅内加水炖熟后服食,连服 5~7 次。适宜于营养不良性水肿、慢性肾炎水肿等患者服食。

⑧鸭肉 250 克,老姜 10 克,粳米 100 克。共同加水熬粥服食。适宜于病后体虚、食欲不振、浮肿等患者食用。

⑨鸭肉 200 克,鲜鱼腥草 100 克。共同加水炖熟服食。可清暑热,解百毒,很适合于肺炎、支气管炎、痢疾等患者服食。

⑩鸭肉 200 克,海带 100 克。共同加水炖烂服食。可清热利湿,减肥美容,并对甲状腺肿或儿童智力发育迟缓等症有一定的防治作用。

(三)鱼

食鱼者首重在鲜,次则及肥,肥而且鲜,鱼之能事毕矣。然二美虽兼,又有所重在一者。如鲟、如鲥、如鲫、如鲤,皆以鲜胜者也,鲜宜清煮作汤;如鳊、如白,如鲥、如鲢,皆以肥胜者也,肥宜厚烹作脍。烹煮之法,全在火候得宜,先期而食者肉生,生则不松;过期而食者肉死,死则无味。迟客之家,他馔或可先设以待,鱼则必须活养,候客至旋烹。鱼之至味在鲜,而鲜之至味又只在初离釜之片刻,若先烹以待,是使鱼之至美,发泄于空虚无人之境;待客至而再经火气,犹冷饭之复炊,残酒之再热,有其形而无其质矣。煮鱼之水忌多,仅足伴鱼而止,水多一口,则鱼淡一分。司厨婢子,所利在汤,常有增而复增,以致鲜味减而又减者;志在厚客,不能不薄待庖人耳。更有制鱼良法,能使鲜、肥迸出,不失天真,迟速咸宜,不虞火候者,则莫妙于蒸。置之镟内,入陈酒、酱油各数盏,覆以瓜姜及蕈笋诸鲜物,紧火蒸之极熟。

此则随时早暮，供
客咸宜，以鲜味尽
在鱼中，并无一物
能侵，亦无一气可
泄，真上着也。

〖**帮您解读**〗

吃鱼的人首先注重新鲜，其次是肥嫩，又肥又鲜，鱼的好处就说尽了。两个优点都具备当然好，也有偏在一个方面的。如鲟鱼、鲥鱼(鳜鱼)、鲫鱼、鲤鱼、鲢鱼等，都是以肥取胜的，肥的宜煎煮成厚味的鱼块。烹煮的方法，全在于火候适宜，火候不到鱼味就生，鱼肉太生就咬不动；火候太过鱼肉就老，过老就没有味道了。留客用餐的人家，其他菜肴可事先做好，鱼却必须活活地养着，要等客人来到之后随即烹煮。鱼的最好味道在于鲜，而最好的鲜味又在于初步煮熟而即将离锅的片刻之间。如果事先做好后等待客人到来，是将鱼的最美味道白白地浪费掉了。等客人来到后再去加温，就好比将冷饭重新蒸煮,剩余的酒再加热,只有鱼的外形而没有鱼的实质真味了。煮鱼放水不宜多,只要浸齐鱼体就可以了,水多一口,鱼味就淡去一分,掌厨的女佣喜欢喝鱼汤,常常反复加水,致使鲜味不断消减;目的在于款待客人,不能不亏待女厨师了。更有一种烹煮鱼的良好方法,使鱼的鲜味能充分发挥出来,不失去天然真味,快慢都可行,不必操心于火候,最巧妙的就是蒸鱼。将鱼放在大碗内,加入陈酒酱油各几杯,上面敷撒一些瓜条、姜片、香蕈、竹笋等鲜味调料,用急火蒸得极熟。这样的蒸鱼不论早晚,随时招待客人都很适宜。因鲜味全在鱼内,没有别的东西干扰,鱼的气味也不会外泄,真可称得上是高招。

{专家点评}

李渔是美食家,他很喜欢吃鱼,也非常善于烹制鱼类菜肴。这里节录了他对如何烹制鱼类食品的一段论述,认为鱼的食材贵在新鲜与肥美,或做鱼汤,或做鱼脍,因材施用;加水要适量,火候要适宜,并且极力主张常食蒸鱼。此类论述,讲得很实在,且发挥了精辟独到的见解,颇能给人启示,具有较高的参考价值。

在一切动物性食品中,鱼类的营养和保健价值都很高。鱼类所含蛋白质为优质蛋白质,其吸收利用率高达 85%~90%;其所含脂肪多为不饱和脂肪酸,其消化率高达 95%以上;其所含多种矿物质和微量元素、多种维生素等,也都对人体十分有益。鱼类特别是海产鱼类所含不饱和脂肪酸有降低血脂、防止血栓形成、抑制癌细胞、抗糖尿病、促进脑细胞发育等作用。经常食鱼对防治冠心病、增强大脑功能乃至健康长寿来说,都是很有帮助的。有的保健专家说,吃肉类应当有所选择,吃四条腿的,不如吃两条腿的,吃两条腿的,不如吃没有腿的。也就是说,从保健的角度考虑,畜肉不如禽肉,禽肉不如鱼类。现今此说已为多数人所采信。

在此特别要指出,关于鱼的烹煮方法,李渔力主常吃蒸鱼,这一点非常值得重视。吃蒸鱼远比采取油炸煎炒的方法烹制鱼类要强得多,既能充分保证鱼的诸多营养成分不遭被坏,又可大大减少油脂和食盐等调料的使用量,因而无论营养价值和保健价值都会高得多。

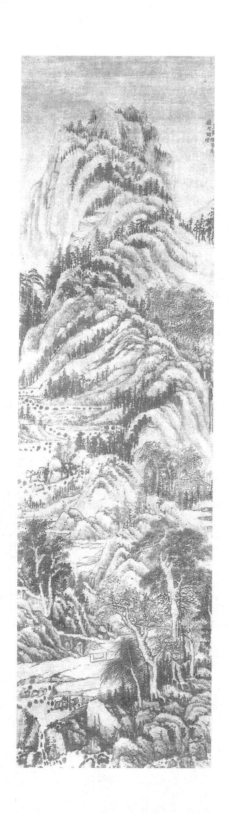

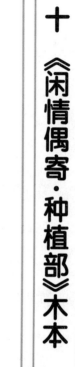

十
《闲情偶寄·种植部》木本

　　李渔从木本植物深厚的根柢中,颇得养生之启发。他说:"草木之种类极杂,而别其大较有三:木本、藤本、草本是也。木本坚而难萎,其岁较长者,根深故也;藤本之为根略浅,故弱而待扶,其岁犹以年纪;草本之根愈浅,故经霜辄坏,为寿止能及岁。是根也者,万物短长之数也,欲丰其得,先固其根。吾于老农老圃之事,而得养生处世之方焉。人能虑后计长,事事求为木本,则见雨露不喜,而睹霜雪不惊。其为身也,挺然独立⋯⋯"他认为做人就要像木本植物那样,根扎得很深,寿命自然可以长久。兹选录两种木本植物如下:

(一)山茶

﹛名著选录﹜

　　花之最不耐开,一开辄尽者,桂与玉兰是也;花之最能持久,愈开愈盛者,山茶、石榴是也。然石榴之久,犹不及山茶;榴叶经霜即脱,山茶戴雪而荣。则是此茶也者,具松柏之骨,挟桃李之姿,历春夏秋冬如一日,殆草木而神仙者乎!又况种类极多,由浅红以至深红，无一不备。其浅也，如粉如脂，如美人之腮，如酒客之面；其深也，如朱如火，如猩猩之血，如鹤顶之朱，可谓极浅深浓淡之致，而无一毫遗憾者矣。得此花一、二本，可抵群花数十本。惜乎予

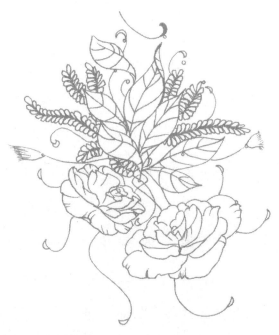

园仅同芥子，诸卉种就，不能再纳须弥，仅取盆中小树，植于怪石之旁。噫！善善而不能用，恶恶而不能去，予其郭公也乎！

{帮您解读}

花中最不经久耐开，一开就尽的，是桂花与玉兰；最能持久，越开越茂盛的，是山茶和石榴。然而石榴的长久，还比不上山茶；石榴叶经过霜冻即掉落，山茶花却能冒雪盛开。便知道这山茶具有松柏的风骨，又带着桃李艳丽的姿容，经历春夏秋冬四

季都一个样,大概要算是草木中的神仙呢!又何况它种类极多,从浅红色直到深红色,没有哪一种不具备的。那浅色的,如粉如脂,像美人的腮,像酒客的脸;那深色的,有如朱红与火焰,像猩猩的血,像鹤顶的丹珠,可说在深浅浓淡方面发挥到了极致,而没有丝毫使人遗憾之处。得到此花一二株,可抵得上各种花十多株。可惜我的园圃太小,种了其他花卉,再也容不下须弥(梵语)宝山妙品,只好取盆栽的小树,种在怪石之旁。哎,喜欢的好东西不能享用,厌恶的坏东西不能去掉,我大概也成了傀儡啊!

{专家点评}

李渔十分赞赏山茶花。山茶花开放的时间极其长久,色彩纷呈,品种众多,颇具观赏价值。佛教传说中有宝山叫须弥山,李渔视山茶为须弥之妙品,足见其对该花的珍重。凡有条件种植花卉的中老年朋友,不妨选种一些山茶花,取其花期弥久不衰,可长期观赏,不失为一种良好的选择。

(二)木芙蓉

┆名著选录┆

水芙蓉之于夏,木芙蓉之于秋,可谓二季功臣矣。然水芙蓉必须池沼,"所谓伊人,在水一方"者,不可数得。茂叔之好,徒有其心而已。木则随地可植。况二花之艳,相距不远。虽居岸上,如在水中,谓之秋莲可,谓之夏莲亦可,即自认为三春之花,东皇未去也亦可。凡有篱落之家,此种必不可少。如或傍水而居,而岸不见此花者,非至俗之人,即薄福不能消受之人也。

┆帮您解读┆

水芙蓉(莲花)对于夏天,木芙蓉对于秋天,可说是两个季节的功臣。但种水芙蓉必须有池塘,如《诗经》曾说"所谓伊人,在水一方",一般难以做到。像宋代周敦颐(字茂叔)喜爱莲花那样,不过徒有爱心罢了。木芙蓉却可随地种植。况且两种花之艳丽程度,相差并不多。木芙蓉虽然种植在岸上,也和长在水里一样,说它是秋莲可以,说它是夏莲也行,即使自认为它属春天的花,是天神所保留的亦可。大凡有篱笆的人家,这种花是必不可少的。有的人家居住在水边,岸上却见不到木芙蓉,如果不是庸俗的人,就要算是福分浅薄而不能享受了。

专家点评

木芙蓉,俗称芙蓉花,属锦葵科植物。秋季开花,花期较长,花色或白或粉红或深红,具有较高的观赏价值。且其花和叶皆可入药,性平而味微辛。其叶多充作消肿解毒外敷药,主治疮痈肿痛、乳痈、烫伤等;其花则作凉血止血药用。李渔非常喜爱木芙蓉,认为居家尤其是傍水而居的人家,宅旁和篱笆边不可不种此花。湖南各地自古以来就喜欢栽种木芙蓉,尤其是鼎州即今常德市一带,栽种此花更为普遍,这在《本草纲目》中已有明确记载。唐代诗人谭用之途经湖南湘江时,曾留下"秋风万里芙蓉国"的诗句。毛主席诗词七律《答友人》中的"芙蓉国里尽朝晖"一语,便由此化裁而来。后来"芙蓉国"也就成了湖南省的雅号或代称。

十一 《闲情偶寄·种植部》草本

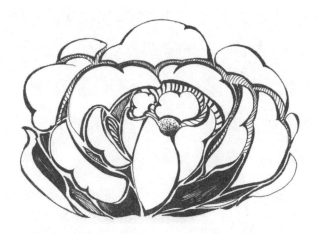

(一)水仙

{名著选录}

水仙一花,予之命也。予有四命,各司一时:春以水仙、兰花为命,夏以莲为命,秋以秋海棠为命,冬以腊梅为命。无此四花,是无命也;一季缺予一花,是夺予一季之命也。水仙以秣陵为最,予之家于秣陵,非家秣陵,家于水仙之乡也。记丙午之春,先以度岁无资,衣囊质尽,迨水仙开时,则为强弩之末,索一钱不得矣,欲购无资。家人曰:"请已之。一年不看此花,亦非怪事。"予曰:"汝欲夺吾命乎?宁短一岁之寿,勿减一岁之花。且予自他乡冒雪而归,就水仙也,不看水仙,是何异于不返金陵,仍在他乡卒岁乎?"家人不能止,听予质簪珥购之。

予之钟爱此花,非痴癖也。其色其香,其茎其叶,无一不异群葩,而予更取其善媚。妇人中之面似桃,腰似柳,丰如牡丹、芍药,而瘦比秋菊、海棠者,在在有之;若如水仙之淡而多姿,不动不摇,而能作态者,吾实未之见也。以"水仙"二字呼之,可谓摹写殆尽。使吾得见命名者,必颓然下拜。不特金陵水仙为天下第一,其植此花而售于人者,亦能司造物之权,欲其早则早,命之迟则迟。购者欲于某日开,则某日必开,未尝先后一日。及此花将谢,又以迟者继之,盖以下种之先后为先后也。至买就之时,给盆与石而使之种,又能随手布置即成图画,皆风雅文人所不及也。岂此等末技亦由天授,非人力耶?

{帮您解读}

水仙这种花,可说就是我的命。我有四命,各主司一个季节:春天以水仙、兰花为命,夏天以莲花为命,秋天以秋海棠为命,冬天以腊梅为命。没有这四种花就是没有命;一个季节缺少我一种花,就是夺走了我一季的命。水仙以南京所产的最好。我的家安在南京,不是安在南京,而是安在驰名的水仙之乡。记得丙午(公元 1666 年)那一年的春天,先因过日子缺少钱,家中衣物等典当殆尽,到水仙开花的时候,已经处于强弩之末的状态,一分钱也找不出来了。要购买水仙又没有钱,家人说:"请停止购买吧,一年看不到这种花,也是不足为怪的事。"我说:"你要夺走我的命吗?宁可少活一年,也不可少了这一年的花。况且我冒着风雪从外地赶回南京,就是为了这水仙,如果不看水仙,又与不回南京有什么区别?还不如留在外地过年啊!"家人劝阻不了,只好任听我的意愿而典当首饰之类的东西去购买此花。

我之所以钟爱水仙花,并非出于痴心与癖好。它的色彩和香味,它的茎和叶,没有不比群花奇特的,而我更看重它善于媚人的魅力。妇人中面似桃花,腰似杨柳,丰满有如牡丹、芍药,而瘦者好比菊花和秋海棠,此类形态到处都有;若像水仙那样淡而多姿,不动不摇,却能表现出动态的,我实在没有见到过。用"水仙"二字来称呼它,可说是描写刻画得淋漓尽致。假使我要是能够见到那个最先给它命名的人,必定恭恭敬敬地对他行跪拜礼。不但南京的水仙为天下第一,那些种植此花而销售给顾客的人,也能巧夺天工地掌控此花的生长,要它早开就早开,要他迟开就迟开。购花的人想要哪天开,就在那一天必定开放,不曾先一天或后一天开放。等到此花凋谢之时,又用迟开的予以继承,因为是以下种的先后来决定开花之迟早的。至于买到此花后,又给盆与石让你栽种,并能随手布置成图案,这些都是风雅的文人所比不上的。难道此种种花技巧也是由上天所授,而不是人力所能招致的吗?

{专家点评}

李渔酷爱水仙,此花成了他年年必备而不可或缺的观赏植物,并且视之为命。水仙为石蒜科多年生草本植物,具有卵圆形鳞茎,叶直立而扁平,带肉质。冬季抽花葶,近顶端有膜质苞片,苞开放后放出花数朵,成伞形花序,淡雅芳香。此花恰值冬末春初盛开,春节期间正是大吐芬芳之时,常为节日增添祥瑞喜庆气氛。在冬末春初而寒气袭人之时,野外尚处于百花凋零的阶段,室内正宜大养此花,而李渔之所谓春以水仙为命,也恰好适应了此一特点。

(二)芙蕖(荷花)

名著选录

芙蕖与草本诸花,似觉稍异。然有根无树,一岁一生,其性同也。《谱》云:"产于水者曰草芙蓉,产于陆者曰旱莲。"则谓非草本不得矣。予夏季以此为命者,非故效颦于茂叔,而袭成说于前人也。以芙蕖之可人,其事不一而足,请备述之:群葩当令时,只在花开之数日,前此后此皆属过而不问之秋矣。芙蕖则不然,自荷钱出水之日,便为点缀绿波,及其劲叶既生,则又日高一日,日上日妍,有风既作飘摇之态,无风亦呈袅娜之姿。是我于花之未开,先享无穷逸致矣。

迨至菡萏成花,娇姿欲滴,后先相继,自夏徂秋,此时在花为分内之事,在人为应得之资者也。及花之既谢,亦可告无罪于主人矣,乃复蒂下生蓬,蓬中结实,亭亭独立,犹似未开之花,与翠叶并擎,不至白露为霜,而能事不已。此皆言其可目者也。可鼻则有荷叶之清香,荷花之异馥,避暑而暑为之退,纳凉而凉逐之生。至其可人之口者,则莲实与藕,皆并列盘餐,而互芬齿颊者也。只有霜中败叶,零落难堪,似成弃物矣,乃摘而藏之,又备经年裹物之用。是芙蕖也者,无一时一刻不适耳目之观;无一物一丝不备家常之用者也。有五谷之实,而不有其名;兼百花之长,而各去其短。种植之利,有大于此者乎?予四命之中,此命为最。无如酷好一生,竟不得半亩方塘,为安身立命之地;仅凿斗大一池,植数茎以塞责,又时病其漏,望天乞水以救之。殆所谓不善养生,而草菅其命者哉!

帮您解读

芙蕖即荷花,与其他各种草本植物的花,似乎觉得有些不同。虽然有根却没有树,一年一生,与其他草本植物性质相同。《花谱》说:"产在水中的叫草芙蓉,产在陆地的叫作旱莲。"这就不能不说是草本了。我夏季以此花为命之故,并非想要效法宋代周敦颐,而是为了继承前人的论说。认为荷花之可人心意,其事例不止一个两个。请允许我全都说出来。

群花当令时，仅仅在开花
的那几天之内，在此之前
或在此之后均属无人过问
之时了。荷花就不是这样，
自从荷钱出水的
那天起，便开始
点缀池水而成绿
波。等到肥大的
荷叶已经生成，就一天比一
天长得高，一天比一天更
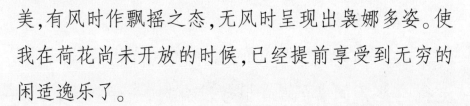
美,有风时作飘摇之态,无风时呈现出袅娜多姿。使
我在荷花尚未开放的时候，已经提前享受到无穷的
闲适逸乐了。

　　等到荷花开放,娇姿欲滴,先后互相接续,从夏
天直到秋天,这时对花来说是分内之事,对人而言
则是应当得到的玩赏之资。等到花已凋谢,也可以
说没有对不起主人的了,于是又在花蒂之下结成莲
蓬,蓬中结着莲子一类果实,亭亭独立,仍然像未开

的花朵,和翠叶一同擎举,不到白露为霜的深秋,绝不会罢休。这些都是讲的眼睛可以见到的。可以用鼻子闻到的便有荷叶的清香,荷花的异样馥郁,避暑而为之退暑气,纳凉则凉爽随之而生。至于可口的,就有莲子与藕,都可并列在餐盘之中,使人口腔齿牙全都感到芬芳。只有打霜以后的败叶,零落散乱难堪,似乎已经成了废物。然而摘取枯叶收藏起来,又可供给全年包裹什物之用。由此可知,芙蕖无时无刻不可供耳目之观赏,没有一丝一物不可供日常生活之用。有五谷的实质,而没有其名称;兼有百花的优点,而除去了各花的缺点。种植此花之利,还有比这更大的吗?在我的四命之中,以此花为第一。无奈酷好此花一生,竟然得不到半亩方塘的水面,为它提供安身立命之地。只好挖凿一个小小的水池,种上几株荷花聊以塞责,又苦于池子漏水,谨向上天乞讨一些水来救活它们。大概是我不善于养生,而用视之为草芥的态度来对待荷花的生命了吧!

{专家点评}

　　李渔爱花如命,他将水仙、荷花、秋海棠、腊梅视之为四命,而以荷花居于首位。所谓芙蕖即荷花,不仅具有极高的观赏价值,而且有巨大的经济和药用价值。荷花娇艳,品位高洁,北宋周敦颐(字茂叔)在《爱莲说》一文中曾赞美说"出淤泥而不染,濯清涟而不妖",可谓十分允当。荷叶既可包裹什物,亦可供药用;莲子和藕既是美食,也是药物,其保健价值很高。可以说芙蕖全株都是宝,凡有条件种植者,不妨争取多种植一些,实有百利而无一害。